EL SECRETO DE LA VIDA ETERNA

MANEL ESTELLER Y SALVADOR MACIP

EL SECRETO DE LA VIDA ETERNA

Todo lo que sabemos para vivir más y mejor

Traducción de
Noemí Sobregués

Grijalbo

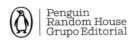

Penguin
Random House
Grupo Editorial

Primera edición: octubre de 2023
Primera reimpresión: diciembre de 2023

© 2023, Manel Esteller y Salvador Macip
Derechos de edición negociados a través de Asterisc Agents
© 2023, Penguin Random House Grupo Editorial, S. A. U.
Travessera de Gràcia, 47-49. 08021 Barcelona
© 2023, Noemí Sobregués Arias, por la traducción

Printed in Spain – Impreso en España

ISBN: 978-84-253-6508-9
Depósito legal: B-14.743-2023

Compuesto en Comptex & Ass., S. L.

Impreso en Black Print CPI Ibérica, S. L.
Sant Andreu de la Barca (Barcelona)

GR 6 5 0 8 9

Índice

Prólogo   11

PRIMERA PARTE
Jóvenes para siempre

1. En busca de la vida eterna   15
2. ¿Qué sentido tiene envejecer?   23
3. ¿El precio que debemos pagar?   31

SEGUNDA PARTE
¿Por qué nos hacemos viejos?

4. Entender el envejecimiento   39
   Víctimas de la oxidación   41
   Las claves genéticas   44
   Más allá del genoma   48
   El peso del entorno   50
5. Las razones biológicas   53
6. Cómo medir el paso del tiempo   61

TERCERA PARTE
Edad y enfermedad

7. ¿Se puede envejecer sin enfermar?   71
8. La degeneración del cerebro   75
9. El corazón y el paso del tiempo   85
10. El cáncer, la enfermedad de la vejez   93
11. La relación entre los microbios y la salud   103

CUARTA PARTE
Vivir más y mejor

12. ¿Se puede «curar» el envejecimiento?   115
13. El efecto de la dieta   121
14. Los antioxidantes   133
15. Envejecimiento y mitocondrias   139
16. Eliminar las células viejas   143
17. Fármacos epigenéticos   151
18. Alargar los telómeros   159
19. Células madre para todos   163
20. Mejorar la comunicación celular   171

QUINTA PARTE
El impacto de no querer envejecer

21. El negocio del antienvejecimiento   181
22. ¿Se puede alcanzar la vida eterna?   187
23. Pensar en las consecuencias   191

Agradecimientos   199
Referencias bibliográficas   201

You have known, O Gilgamesh,
What interests me,
To drink from the Well of Immortality.
Which means to make the dead
Rise from their graves
And the prisoners from their cells
The sinners from their sins.
I think love's kiss kills our heart of flesh.
It is the only way to eternal life,
Which should be unbearable if lived
Among the dying flowers
And the shrieking farewells
Of the overstretched arms of our spoiled hopes.

HERBERT MASON,
The Epic of Gilgamesh

Prólogo

La profesión de científico es probablemente una de las mejores que se han inventado. Como si fuéramos detectives, en nuestros laboratorios intentamos resolver misterios: observamos lo que sucede, nos hacemos preguntas y buscamos respuestas, y de este modo contribuimos a entender cómo funcionan las cosas. En nuestro caso, lo que queremos saber cómo funciona es el cuerpo humano, deseamos entender qué nos permite vivir y, cuando el cuerpo se estropea, por qué nos ponemos enfermos. No se trata solo de curiosidad: resolviendo estos interrogantes encontramos también maneras de solucionar los problemas. Como médicos, para nosotros la mejor recompensa al duro trabajo de la investigación es poder aportar un granito de arena a una posible cura que quizá algún día nos permita vivir con más salud.

Entre los grandes misterios que nos plantea la vida hay uno especialmente intrigante: ¿por qué envejecemos? Desde el punto de vista biológico, es fascinante que un organismo que lleva años funcionando sin contratiempos, como una máquina coordinada a la perfección, empiece a degenerarse poco a poco hasta llegar a un punto en que ya no puede seguir adelante. Se han invertido muchas horas en entender este proceso, del que parece que nadie puede escapar, y cada vez tenemos más claro qué engranajes hacen que la maquinaria se estropee de esta forma lenta pero al final catastrófica.

Ambos trabajamos en este campo de la investigación biomédica y nos hemos sentido atraídos por la complejidad de los cambios que experimentan nuestras células cuando envejecemos. De hecho, podría decirse que, como tantos otros, también buscamos el secreto de la vida eterna. O al menos cómo conseguir que el envejecimiento no gane la partida de una forma tan inexorable y a veces tan rápida. ¿Es posible hacer realidad el eterno sueño humano de luchar contra el paso del tiempo… y vencerlo? ¿Puede la ciencia conseguir por fin uno de los objetivos más antiguos de nuestra especie?

En el libro que tenéis en las manos hemos intentado dar respuesta a estas preguntas pasando revista a lo que sabemos (y lo que no sabemos todavía) sobre el proceso de envejecer. No esperéis encontrar fórmulas mágicas ni promesas fantasiosas que den falsas esperanzas a los que quieren correr demasiado. Lo que os ofrecemos es una revisión rigurosa y objetiva de la situación actual y de lo que nos depara el futuro, explicada de forma directa para que todo el mundo pueda entender un fenómeno de la biología tan básico y tan importante para la salud.

Así pues, preparaos para viajar a las raíces del mayor secreto que esconde nuestro cuerpo. Esperamos que os resulte tan cautivador como a nosotros y que tras haber leído estas páginas entendáis un poco mejor qué es la vida… y qué podemos hacer para vivirla con la mejor salud posible.

MANEL ESTELLER y SALVADOR MACIP

PRIMERA PARTE

PRIMERA PARTE
Jóvenes para siempre

1

En busca de la vida eterna

Desde el principio de los tiempos, los humanos hemos soñado con encontrar una manera de engañar a la muerte. Está en nuestros genes, ya que luchar por sobrevivir es uno de los instintos impresos en los circuitos de todos los seres vivos. Y más aún en nuestro caso: somos los únicos animales conscientes de que disponemos de un tiempo limitado en este planeta, lo que nos causa un grave problema existencial. Por eso nuestra mitología está poblada de historias relacionadas con la búsqueda de la vida eterna, empezando por la primera obra de ficción de la que tenemos constancia, las aventuras del héroe sumerio Gilgamesh, o la leyenda milenaria de la fuente de la juventud. A lo largo de la historia hemos creado gran cantidad de personajes inmunes al paso del tiempo, desde los longevos patriarcas bíblicos hasta los elfos de *El Señor de los Anillos*, que reflejaban la necesidad de encontrar una forma de vencer el reloj.

Esta inquietud nos ha empujado no solo a crear mitos, sino también a buscar soluciones reales al problema. La medicina tradicional china, por ejemplo, presenta numerosos remedios que supuestamente alargan la vida. Y en Occidente, el libro *The Cure of Old Age*, escrito por el franciscano inglés Roger Bacon en el siglo XIII, o *Makrobiotik* (1798), de Christoph Hufeland, ya proponían cambios en la dieta que se supone que deberían permitirnos vivir más y mejor. Desde entonces se han destinado muchos esfuerzos, más bienintencionados que efectivos, a conseguir este objetivo.

Pero lo cierto es que, hasta hace poco tiempo, frenar el envejecimiento era técnicamente imposible, una idea más propia de la ciencia ficción que de la ciencia. Los recientes avances han cambiado de modo radical esta perspectiva. Por primera vez en la historia podemos hablar por fin en serio de estrategias para evitar los efectos negativos del paso del tiempo en el cuerpo humano, y alargar así la calidad y la cantidad de nuestra existencia. Los progresos en este campo son constantes, y cabe esperar que en un futuro no muy lejano estén disponibles las primeras terapias con un efecto antienvejecimiento real, que nos permitirán dar los primeros pasos en esta lucha contra la degeneración que sufrimos con los años.

A partir del momento en que ha empezado a entenderse cuáles son las principales causas que desencadenan el proceso de envejecer, han podido abordarse las primeras formas de frenarlo, como se ha hecho con muchas enfermedades desde que hemos sabido cómo sacar provecho del método científico. De hecho, en las últimas décadas hemos pasado de ver el envejecimiento como un efecto secundario irreversible e inevitable de estar vivos a entender que se trata solo de una serie de cambios bioquímicos y celulares definibles y cuantificables (y por lo tanto teóricamente modificables) que llevan poco a poco a la degeneración de los tejidos. Primero conocer y después intervenir. Es la máxima que mejor ha funcionado en la historia de la medicina.

Si vamos al nivel microscópico para investigar los detalles biológicos del envejecimiento, lo primero que veremos es que nuestras células se «estropean» un poco cada día debido a procesos internos (el propio metabolismo genera productos nocivos que es preciso eliminar) y también externos (los elementos tóxicos a los que están expuestas). Con los años, esto provoca una serie de cambios específicos a nivel de tejidos y órganos que se traducen en la pérdida de funciones que asociamos a la edad avanzada. Vista así, la progresiva degeneración del organismo con el paso del tiempo sería la consecuencia de unos tejidos que no pueden funcionar correctamente porque las células que los forman ya no están tan «frescas» como antes. Llegaría un momento en que el organismo estaría tan dañado que no podría seguir activo, y la muerte sería la única salida posible. Esta podría ser una descripción estrictamente biológica del proceso de envejecer, aplicable a todo ser vivo.

Pero tengamos cuidado con las generalizaciones. Ahora sabemos que no todos los animales sufren el envejecimiento del mismo modo. Es verdad que hay síntomas que están presentes en muchas de las especies que se han estudiado, por ejemplo, disminución de la función cardiaca, reducción de la memoria, menor producción de determinadas hormonas (desde la testosterona hasta las tiroideas), pérdida de actividad del sistema inmunitario, cambios en la piel (arrugas, falta de elasticidad…), merma de tejido muscular y óseo, problemas en los patrones del sueño, disminución de la visión y cambios en la distribución de la grasa. En cambio, otros signos son prácticamente exclusivos del ser humano, como las enfermedades neurodegenerativas y la aterosclerosis, responsable de muchos problemas cardiovasculares y de un elevado porcentaje de las muertes a edades avanzadas. Un tercer grupo serían los problemas que compartimos solo con algunos animales, como el cáncer (común en humanos y ratones, pero ausente en moscas y gusanos, por ejemplo) o el aumento generalizado e inespecífico de la inflamación de los tejidos.

Así pues, a pesar de que el envejecimiento es un hecho común, sus aspectos biológicos no son del todo universales, aunque muchas de sus características sí sean comunes. Tenemos claro que en este planeta hay muchas maneras de envejecer. En este sentido, cabe destacar las grandes diferencias entre especies respecto de la longevidad. Es muy evidente que determinados organismos están mejor protegidos que otros del paso del tiempo. Por ejemplo, las tortugas pueden vivir más de cien años, mientras que algunas moscas solo viven unas horas. Estos serían dos de los ejemplos más extremos en animales. Entre ambos, el espectro es muy amplio.

¿Qué factores están implicados en estas diferencias? Uno podría ser el tamaño: los animales más grandes tienden a vivir más que los pequeños. Comparemos, por ejemplo, un elefante o una ballena con un ratón o una mosca. Pero también hay animales pequeños y longevos. O los pájaros, que en general viven más de lo que cabría esperar teniendo en cuenta su masa corporal. El tamaño podría ser aún más importante dentro de una misma especie, pero en este caso, curiosamente, la relación sería la contraria: los individuos más grandes tienen una esperanza de vida más corta que los pequeños.

Esto es fácil de comprobar en los perros. Para estudiar la relación entre tamaño y longevidad a menudo se han utilizado perros, porque hay más de cuatrocientas razas diferentes, y algunas pueden llegar a ser cien veces más grandes que otras (por ejemplo, si comparamos los grandaneses y los chihuahuas). Se ha observado que las razas más pequeñas viven más que las más grandes: los perros grandes, cuando empiezan a envejecer, lo hacen mucho más rápido, pero no se sabe por qué. También hay variaciones individuales en perros y otros animales por causas desconocidas. Por ejemplo, se han visto extremos como el de Creme Puff, un gato de Texas que vivió treinta y ocho años (lo que equivaldría a casi ciento setenta años en una persona), o el de Max, un perro estadounidense nacido en 1983 que murió a los treinta (unos ciento treinta y tres años humanos).

Sin salir de nuestra especie, es fácil observar que algunos

individuos envejecen más rápidamente que otros. Dos personas con la misma edad biológica pueden tener capacidades funcionales muy diferentes; algunas a los setenta años están en condiciones físicas muy pobres, mientras que otras llegan a los cien prácticamente sin haber estado enfermas ni tener limitaciones físicas importantes. La persona más longeva registrada, la francesa Jeanne Calment, todavía iba en bicicleta a los cien años, lo que demuestra que puede llevarse una vida activa y saludable hasta edades muy avanzadas.

El envejecimiento sería una cuestión no solo de cantidad, sino también de calidad, y es muy variable dentro de los parámetros que nos vienen definidos por la biología. No sabemos qué explica las diferencias de longevidad entre especies e individuos, pero en las páginas siguientes veremos algunas de las teorías que se han propuesto. Estos ejemplos nos llevan a pensar que conseguir alargar la vida no debería ser imposible. Si en una misma especie hay animales muy longevos y otros que no lo son tanto, en cuanto entendamos el porqué, deberíamos poder buscar maneras de conseguir que todos los individuos alcanzaran estos máximos. Y más aún: aprovechando los factores biológicos del envejecimiento que son comunes entre especies, deberíamos poder trasladar de una a otra lo que determina que se viva más, sea lo que sea.

Esto es especialmente interesante en el contexto de la búsqueda de la mítica vida eterna, porque la inmortalidad ya existe. En efecto, hay animales en los que parece que no se aplican las mismas normas que en los demás. Por ejemplo, la hidra, un pequeño ser acuático de unos milímetros de longitud, con un cuerpo delgado y unos tentáculos en un extremo, que se cree que podría ser inmortal. Lo propuso en 1998 el biólogo argentino Daniel E. Martínez, que analizó una serie de hidras durante cuatro años y no encontró ningún signo de envejecimiento en sus células.[1] Según Martínez, las hidras siguen reproduciéndose al mismo ritmo toda su vida y, si se dan las condiciones adecuadas, no mueren, porque sus tejidos no se degradan y siguen funcionando siempre de forma óptima. Aunque estas sorprendentes observaciones se discutieron mucho en su momento, algunos estudios más recientes parecen confirmarlas.

La hidra demostraría que la degradación no solo no es homogénea en todos los seres vivos, sino que quizá no sería tan inevitable como siempre habíamos creído. Algunos organismos ya han conseguido esta ansiada vida eterna haciéndose «inmunes» al envejecimiento. Son casos raros, cierto, pero no únicos. Hay algunas medusas que, como la hidra, parece que no se hacen viejas.[2] La *Turritopsis nutricula*, por ejemplo, es una medusa de unos cinco milímetros capaz de regenerar los tejidos de forma constante. Los tardígrados, unos animalitos resistentes a casi todo, también mantienen sus tejidos jóvenes prácticamente para siempre. Y, sin llegar a estos extremos, se cree que animales más comunes, como las ballenas y las tortugas, experimentan una degradación de los tejidos lentísima en comparación con la de otros animales, hasta el punto de ser casi insignificante. Aun así, los datos son contradictorios en función del animal investigado, porque hay estudios que sí han observado signos de envejecimiento en las tortugas.[3] Sabemos de ballenas y tortugas que han vivido casi doscientos años, pero, si se las pudiera mantener alejadas de depredadores y protegidas de enfermedades infecciosas, quién sabe cuánto podrían vivir. ¿Quizá tantos años como algunos árboles milenarios? El árbol más viejo que se conoce, que también es el organismo vivo más antiguo del que se tiene noticia, es una pícea, un tipo de abeto que está en Suecia y que se ha calculado con análisis del carbono que tiene 9.550 años. ¿Vivirían aún más las ballenas y las tortugas? No son los únicos animales longevos. Se dice que algunas almejas viven más de quinientos años, y ciertas carpas llegarían a los doscientos.

¿Podemos aprender algo de la hidra, las medusas, los tardígrados y otros animales más resistentes que nosotros al paso del tiempo? Si la inmortalidad es factible en la naturaleza, ¿podremos alcanzarla también los humanos? ¿Es posible descubrir el secreto de la vida eterna? Los científicos intentan responder a estas preguntas y se acercan cada vez más a la respuesta. En las páginas siguientes abordaremos el estado de la cuestión centrándonos en lo que hemos aprendido en las últimas décadas sobre cómo el tiempo afecta al organismo y sobre todo en lo que estamos haciendo para intentar controlarlo, detenerlo y quizá incluso revertirlo para vivir más y mejor.

2

¿Qué sentido tiene envejecer?

Si queremos alcanzar la vida eterna, empecemos por la pregunta más básica: ¿qué sentido tiene envejecer? Desde un punto de vista estrictamente evolutivo, la respuesta no es evidente, porque, en principio, no parece buena idea que un organismo se deteriore y acabe muriendo. A lo largo de los siglos, la selección natural ha hecho que todos los seres vivos seamos máquinas optimizadas para reproducirnos. Desde el punto de vista biológico, las demás actividades, desde alimentarnos hasta sobrevivir o interaccionar con otros individuos, son complementos del objetivo principal, que consiste en pasar la carga genética a la siguiente generación y asegurar así la supervivencia de la especie.

Pero la incapacidad de hacer frente de forma efectiva a la degeneración que sufren nuestras células y que acaba convirtiéndonos en una maquinaria que no puede seguir funcionando es una característica negativa que complica los objetivos de todo organismo. Quizá sería más útil para la especie que pudiéramos mantenernos sanos durante más tiempo (¿o por qué no para siempre?) y reproducirnos con la misma eficacia a lo largo de todo este periodo. Está claro que la naturaleza, descontando las pocas excepciones mencionadas, no funciona así. ¿Por qué la selección natural no nos ha protegido de la degradación y nos ha hecho inmortales a todos los seres vivos?

Una respuesta podría ser que a largo plazo resulta más rentable asegurar las posibilidades de supervivencia de una especie aumentando la cantidad de individuos que favorecer que sean menos y no envejezcan. En su entorno original, todo animal está sometido a gran cantidad de peligros (accidentes, depredadores, agresiones, enfermedades...) que reducirán en buena medida su esperanza de vida. Por lo tanto, de poco serviría gastar recursos en perpetuar los mecanismos moleculares y celulares para mantenernos siempre jóvenes si lo más probable es que un león nos devore antes de que lleguemos a viejos. Desde esta perspectiva, la inmortalidad (entendida como la capacidad de mantener los tejidos siempre jóvenes, no como la invulnerabilidad absoluta) tendría poca utilidad a la hora de incrementar la capacidad de una especie para reproducirse y perpetuarse, que al fin y al cabo es lo que busca la selección natural.

Otra respuesta a la pregunta giraría en torno al sexo. El sexo como método para generar nuevos individuos se ha favorecido en la inmensa mayoría de los seres vivos porque es una buena manera de aumentar la variabilidad genética. Una especie que mantuviera el genoma intacto a lo largo de muchas generaciones estaría condenada a no evolucionar y acabaría extinguiéndose. Es mucho más efectivo mezclar genes (que es lo que hacen durante la actividad sexual desde las bacterias hasta los mamíferos) para obtener combinaciones nuevas que expandan las fronteras del genoma, y que de este modo se produzcan por azar mejoras que ayuden a adaptarse al entorno. Los mecanismos de la evolución que nos han permitido pasar de un organismo primitivo de una simple célula a la fabulosa complejidad del cuerpo humano se basan en la capacidad plástica del ADN, la posibilidad de combinarse y cambiar. Por lo tanto, de nuevo desde el punto de vista evolutivo, es más útil tener muchos individuos genéticamente diversos, con existencias más bien breves, que generen nuevas mezclas de ADN que permitan encontrar mejores maneras de sobrevivir y reproducirse, que unos pocos que vivan por siempre e impidan así la evolución de la especie, que se quedaría genéticamente estancada.

Una de las consecuencias de la necesidad de utilizar el sexo como sistema para fomentar la evolución de la especie es que el organismo debe invertir una importante cantidad de recursos. Se trata no solo de las pocas o muchas calorías que puedan quemarse durante el acto sexual, sino también de la energía necesaria para tener a punto un sistema reproductor activo. Nuestro cuerpo tiene una serie de células y tejidos cuya única finalidad es permitirnos procrear. Esto no nos sale gratis. Si comparamos diversas especies, nos daremos cuenta de que una mayor inversión en todo lo relacionado con el sexo está asociada a una menor longevidad. Una de las pruebas de ello es que, cuanto más tarde en la vida de una especie se llega a la madurez sexual, en general más longeva es esta madurez. Otra sería que, en animales como los gusanos, si se eliminan de su cuerpo las células sexuales, los individuos viven hasta un 60 por ciento más. También es cierto a la inversa: algunos procedimientos que más adelante veremos y que pueden aumentar la esperanza de vida, como la restricción calórica, lo hacen en parte reduciendo la capacidad de reproducirse del organismo, sobre todo en el caso de las hembras. Por lo tanto, existe un fuerte vínculo entre la capacidad reproductora y la longevidad: vivir más y mejor podría hacernos menos fértiles.

Esto es lo que se conoce como la teoría del soma desechable, enunciada por primera vez en 1977 por Thomas Kirkwood.[4] Según Kirkwood, el cuerpo necesita invertir parte de la energía que genera en mantenerse «en forma» para poder reproducirse durante un determinado periodo de tiempo. Pero el problema es que, a cambio, estas labores de reparación y mantenimiento necesarias para estar listos para procrear causan, como efecto secundario, que el organismo acabe degenerándose con el tiempo. Así pues, el «soma» (o sea, el cuerpo) es desechable porque lo que de verdad interesa desde el punto de vista evolutivo son los genes que heredarán nuestros descendientes. Visto así, un organismo no sería más que una máquina de «fotocopiar» genomas, de pasar genes a la siguiente generación, y por eso su integridad no importaría mucho más allá de los años en que puede hacer su labor principal, la de reproducirse. Una vez cumplida esta misión, el cuerpo ya no tiene ninguna utilidad (dicho de otro modo, ya puede tirarse el soma a la basura).

Esta hipótesis explicaría por qué los genes relacionados con el metabolismo están entre los que tienen más impacto en la longevidad: la clave para alargar la vida consistiría en redirigir la energía que usamos para cada uno de los procesos del organismo y utilizar mayor cantidad para mantener más activos los sistemas de reparación (arreglar el ADN dañado, eliminar los residuos, proteger las proteínas…) que, por ejemplo, los de reproducción (generar espermatozoides, etcétera). Se había intentado relacionar reproducción y longevidad incluso antes de las hipótesis de Kirkwood. En los años veinte del siglo pasado, el endocrinólogo austriaco Eugen Steinach se hizo famoso con la operación que llevaba su nombre y que consistía en una vasectomía unilateral (solo en un testículo). Según Steinach, esto hacía cambiar el equilibrio energético y, en lugar de invertir recursos en generar espermatozoides, en ese testículo se producía más testosterona, lo que se suponía que tenía un efecto rejuvenecedor. Nunca pudo demostrarse que la operación de Steinach funcionara realmente.

Otro hecho curioso relaciona la longevidad con el sexo: en la mayoría de las especies que utilizamos el sistema sexual para reproducirnos, uno de los dos géneros tiene una esperanza de vida superior al otro. Y en muchas, desde las moscas hasta los humanos, pasando por los ratones, los machos son los que viven menos. Existen varias posibles razones que explicarían estas diferencias. Para empezar, en la mayoría de los animales los machos tienen comportamientos más violentos y arriesgados que las hembras. En nuestro caso, por ejemplo, los hombres solían ser los que participaban en cacerías y guerras, actividades con un alto porcentaje de muertes, empujados, en principio, por los altos niveles de testosterona, una hormona que se sabe que está relacionada con los comportamientos violentos, entre muchas otras cosas. En la sociedad contemporánea, estos factores han dejado de ser tan relevantes, pero en general los hombres siguen siendo más violentos y tienden a consumir más drogas (incluyendo el alcohol) y a participar en actividades peligrosas. Por eso, todavía ahora, la causa principal de muerte de los machos jóvenes son factores externos, no enfermedades. En otros animales, como los ratones, se ha observado que este comportamiento más agresivo de los machos sigue teniendo impacto en la disminución de la salud y la supervivencia.

Pero la tendencia a la violencia no explica todas las diferencias de longevidad entre los dos sexos. Si observamos solo la población de más de sesenta y cinco años, edades en las que los hombres ya han reducido de forma muy considerable sus comportamientos de riesgo, la esperanza de vida de las mujeres sigue siendo superior. Lo mismo sucede en las moscas: si controlamos las condiciones de forma que los machos no estén expuestos a ningún estrés ni a conflictos con otros, las hembras siguen viviendo un 15 por ciento más. Así pues, queda claro que, al margen de las razones sociales, existe algún factor estrictamente biológico que explica por qué los dos sexos envejecen de formas diferentes. Esto significa que, desde el punto de vista genético, los procesos de envejecimiento no están definidos igual en machos y hembras.

Fijémonos, pues, en los genes. Las principales diferencias entre los dos sexos vienen definidas por los cromosomas X e Y; los hombres tienen uno de cada, mientras que las mujeres heredan un X del padre y un X de la madre. Por lo tanto, es probable que los genes que se encuentran en el cromosoma Y, ausentes en las mujeres, tengan algo que ver con la disminución de la longevidad en los hombres. Otra explicación sería que las mitocondrias, que se heredan solo de la madre, ejercieran cierta influencia, por los efectos que hemos dicho que tienen en los procesos biológicos de envejecimiento.

Un estudio realizado con moscas confirmó que esta podría ser la explicación, pero que, sorprendentemente, el responsable sería otro cromosoma.[5] Aprovechando técnicas similares a las utilizadas en la clonación, los científicos crearon un ratón sin padre, es decir, mezclaron el ADN de dos hembras. Observaron que estos ratones vivían un tercio más que los normales. Además, concluyeron que algún gen del cromosoma 9 podría ser el responsable: si las dos copias del gen que recibía un ratón procedían de una hembra, no pasaba nada, pero si una venía de un macho, algo afectaba a la longevidad. Otros estudios han observado que, en ratones, el cromosoma 3 influye en la longevidad de las hembras, pero no de los machos, mientras que la información del cromosoma 12 tiene un efecto sobre los dos.[6]

También hay una posible explicación relacionada con la testosterona, que al fin y al cabo es la hormona que define las principales diferencias entre los sexos. Cuando unos científicos estudiaron los datos históricos de los eunucos de las cortes de los reyes de Corea entre los siglos XVI y XIX, se dieron cuenta de que vivían más que los compatriotas de estatus social similar que conservaban los testículos. La diferencia media era de entre catorce y diecinueve años más de vida. Aunque se trata solo de un análisis estadístico que no demuestra cuál es la causa de esta mayor longevidad, sí sugiere que el hecho de que los eunucos tuvieran niveles de testosterona mucho más bajos podría haberlos protegido, quizá por los motivos sociales que mencionábamos anteriormente (al fin y al cabo, los eunucos vivían en condiciones mucho más protegidas que los demás machos), o quizá también por razones biológicas.

La clave de esta relación entre sexo y longevidad podría ser descubrir qué hace la testosterona para incrementar la velocidad de envejecimiento de los machos, y de este modo poder «desconectar» el efecto y nivelar las esperanzas de vida entre sexos sin necesidad de recurrir a la castración. Como todo lo relacionado con el envejecimiento, es probable que la respuesta a las diferencias sexuales sea muy compleja y esté relacionada con diversos factores, algunos de los cuales todavía no hemos descubierto.

3

¿El precio que debemos pagar?

Como hemos visto, la biología ha encontrado formas de frenar el desgaste de determinados organismos debido al paso del tiempo, y ahora querríamos aplicar estos principios a animales tan complejos como los humanos. ¿Podemos cambiar los límites prefijados de longevidad de nuestra especie investigando las maneras que ha descubierto la naturaleza de frenar el envejecimiento? Al ver que algunos animales han conseguido evolucionar sin tener que ceder a la dictadura del paso del tiempo, podríamos preguntarnos por qué todos los demás no hemos desarrollado ninguna protección efectiva contra los factores del entorno que dañan poco a poco el organismo.

Según algunas teorías actuales, podría ser un precio que debemos pagar por estar protegidos durante las edades fértiles, que son las que realmente importan a la evolución. Por ejemplo, los mecanismos que nos sirven para evitar que aparezcan células cancerosas, esenciales para la supervivencia de los organismos complejos, incrementan a su vez el envejecimiento de las células. Es decir, algo bueno (la protección contra el cáncer) a la larga acabaría produciendo algo malo (el envejecimiento).

Esta paradoja es un ejemplo de lo que se denomina «pleiotropía antagónica», descrita por primera vez en 1957 por George C. Williams.[7] «Pleiotropía» técnicamente significa que algo provoca más de un efecto a la vez. Es antagónica cuando estos efectos son opuestos entre sí. El envejecimiento podría ser consecuencia de una serie de factores con pleiotropía antagónica que nos protegerían en las etapas iniciales de la vida, pero que, a medida que pasan las décadas, tendrían un efecto cada vez más negativo sobre la salud. El caso del cáncer sería el ejemplo más obvio, pero quizá podría ampliarse a las enfermedades neurodegenerativas y otros problemas.

Estas teorías sobre la estrecha relación entre las defensas contra el cáncer y el envejecimiento han sido secundadas por expertos como Tom Rando,[8] Ned Sharpless o Ronald DePinho,[9] pero también tienen detractores. De hecho, se han realizado experimentos que pueden parecer contradictorios y complican las conclusiones a las que podemos llegar. Este es el caso de la proteína llamada p53, uno de los ejes centrales de los mecanismos anticancerosos de nuestras células, cuyo papel en el envejecimiento empezó a debatirse en profundidad a principios de este siglo. Grupos de investigación como los de Larry Donehower[10] y Heidi Scrabble[11] demostraron que, si añadimos una dosis extra y siempre activada de p53 en todas las células de un ratón, conseguimos que el animal sea prácticamente inmune al cáncer, como cabría esperar por el hecho de aumentar las defensas, pero también que el ratón envejezca mucho más rápido que sus congéneres normales. Este tipo de experimentos parecen demostrar que no puede separarse la función de «policía» contra el cáncer del efecto secundario del envejecimiento que tiene una proteína como la p53.

Por otra parte, el grupo de Manuel Serrano propuso un modelo totalmente diferente.[12] Crearon un ratón que también tiene más p53 de la debida, pero en este caso no está siempre en marcha, sino solo cuando le corresponde (por ejemplo, cuando detecta que la célula ha sufrido un daño importante). Esto se parece más a lo que sucede en una situación normal: la p53 nunca está activada por defecto, sino que se activa al descubrir que algo no va bien. La dosis extra de p53 del ratón de Serrano también evitaba que aparecieran células malignas, y los animales no desarrollaban tumores, pero tampoco envejecían con más rapidez. Este experimento demostraría que el exceso de determinadas defensas contra el cáncer, con el control adecuado, no necesariamente conlleva un envejecimiento más rápido. Así pues, en teoría ambas cosas deben poder separarse.

En la naturaleza encontramos un ejemplo: el elefante. Los elefantes salvajes pueden vivir más de sesenta años, lo que los incluye en el grupo de los animales más longevos que conocemos. Además, son también de los organismos más grandes: pueden llegar a pesar unas cinco toneladas. Es decir, tienen unas cien veces más células que un humano. Esto debería hacer que, por simple estadística, tuvieran más posibilidades de que una de estas «se estropeara» y se convirtiera en cancerosa. Por lo tanto, deberían desarrollar tumores con mucha más frecuencia que nosotros. Sin embargo, es una enfermedad que raramente padecen. A esto se le llama la «paradoja de Peto», en honor de Richard Peto, un epidemiólogo británico que, en 1975,[13] fue el primero en extrañarse de que los animales que tienen más células no padezcan también más cánceres, que parecería lo más lógico.

Una posible solución a esta paradoja se descubrió por fin en octubre de 2015 gracias a las nuevas técnicas para leer genomas:[14] el elefante tiene muchas copias extra del gen de la p53. Es decir, fabrica grandes cantidades de esta proteína protectora, hasta veinte veces más que nosotros. Por lo tanto, es lógico que sean mucho más resistentes al cáncer, como los ratones de los experimentos que hemos citado. Tiene sentido que la evolución los haya dotado de estas defensas extra, porque en caso contrario su enorme masa los llevaría a desarrollar cánceres rápidamente. Pero lo curioso es que no parece que la capacidad de ofrecer resistencia al cáncer pase factura al elefante en forma de envejecimiento prematuro. Todo lo contrario. Esto sugiere que el precio que se supone que debemos pagar por estar protegidos contra el cáncer quizá no sea tan inevitable.

Otro ejemplo desmiente que la relación entre evitar el cáncer y envejecer sea ineludible: el farumfer o rata topo. Se trata de una especie de rata sin pelo que vive bajo tierra, famosa sobre todo por tener una longevidad mucho más elevada que los demás roedores: más de tres décadas (unas diez veces superior a la mayoría de las ratas). Y también es un animal que prácticamente no desarrolla cánceres. Es más, se cree que es uno de los pocos que apenas envejecen a lo largo de su existencia, ya que se ha podido comprobar que sus tejidos se mantienen jóvenes casi para siempre. El farumfer también tiene aumentadas las barreras contra el cáncer (en este caso, por un mecanismo diferente de la p53).[15] No está claro por qué han desarrollado esta habilidad, ya que no son animales voluminosos que deban controlar muchas células, como el elefante. Seguramente influye que han debido adaptarse al entorno extremo en el que viven, sin luz y casi sin oxígeno, lo que ha hecho que su genoma sea bastante peculiar.

En resumen, diversos animales son resistentes al cáncer sin que esto comporte un envejecimiento más rápido, por lo tanto, debemos concluir que este ejemplo típico de pleiotropía antagónica quizá no lo es tanto como parece. Ahora bien, en humanos seguimos sin saber a ciencia cierta si puede separarse el envejecimiento de la protección contra el cáncer. Si la respuesta fuera negativa, frenar el envejecimiento sería prácticamente imposible por el elevado coste de las consecuencias. Si fuera positiva, las perspectivas de una posible terapia antienvejecimiento serían mejores.

Tenemos motivos para ser optimistas. Sabemos que el cáncer es poco frecuente en personas de edad muy avanzada.[16] El riesgo de desarrollar un cáncer aumenta poco a poco con la edad, pero solo hasta aproximadamente los ochenta años. A partir de entonces, los cánceres se vuelven mucho menos frecuentes, hasta el punto de que son casi inexistentes entre los centenarios. Los motivos no están claros, pero, según esta observación, la longevidad y la protección contra el cáncer no solo no son antagónicas, sino que incluso pueden ir de la mano en algunos casos. Habría que descubrir por qué.

Así pues, debemos asumir que hay maneras de evitar los efectos secundarios negativos de los procesos que nos protegen contra el cáncer y otros daños, y por lo tanto «desconectarlos» del envejecimiento que provocan como efecto secundario. Pero esto no significa que sea fácil, por supuesto. Los estudios en animales como el elefante y el farumfer pueden proporcionarnos pistas importantes sobre los mecanismos que rigen el envejecimiento, y quizá lo que aprendamos pueda aplicarse algún día a los humanos.

¿Porque nos hacemos daño?

SEGUNDA PARTE

¿Por qué nos hacemos viejos?

4

Entender el envejecimiento

En esta segunda parte del libro abordaremos lo que la ciencia ha conseguido descubrir sobre los procesos biológicos que rigen el envejecimiento. En su mayoría, estos conocimientos no tienen ni tres cuartos de siglo de antigüedad, y gran parte de ellos son aún más recientes, consecuencia de la explosión de la investigación sobre el envejecimiento que estamos viviendo desde principios de este siglo. Esto significa que aún estamos en una fase incierta, en la que predominan hipótesis que no hemos podido validar por completo. Por otra parte, también hemos generado muchos datos que ya podemos considerar lo suficientemente sólidos como para incorporarlos al dogma sobre este tema, y esto es justo lo que nos permite mirar al futuro con optimismo.

Desde los primeros trabajos rigurosos que se llevaron a cabo en este campo, a mediados del siglo xx, han aparecido diversas teorías que intentan proponer explicaciones a los cambios que experimentan los organismos con el paso del tiempo. Podrían dividirse en dos grandes grupos: las que dicen que el envejecimiento es un programa predeterminado, escrito en los genes, y las que sugieren que la culpa la tiene el desgaste del entorno. Lo más importante es darnos cuenta de que no son excluyentes. El envejecimiento tiene sin duda un componente genético, que es el que, por ejemplo, define que los humanos podamos superar los ochenta años y un ratón solo viva dos. Pero también es cierto que los tejidos van dañándose poco a poco con el paso del tiempo, y la acumulación de este desgaste contribuye a la pérdida de funciones.

El punto de vista del envejecimiento como efecto secundario de los procesos necesarios para la vida se contrapone a una visión más clásica, que consideraba que debe estar codificado en el genoma. El primero que propuso la idea del envejecimiento programado, a finales del siglo xix, fue el biólogo alemán August Weismann.[17] Según Weismann, la selección natural, que siempre antepone el bien común al del individuo, habría favorecido expresamente que envejeciéramos porque es bueno para la especie. En otras palabras, al quitar de en medio a individuos que ya han superado su edad reproductiva óptima, estaríamos evitando la superpoblación y que estos individuos viejos compitieran con los más jóvenes por los recursos del ecosistema, lo que iría en detrimento del éxito evolutivo de la especie. Si consideramos que alguien que se mantuviera siempre joven podría seguir reproduciéndose eternamente, el envejecimiento también sería útil para dar la oportunidad de reproducirse a otros individuos, y añadir así más variedad genética a las especies, como decíamos antes, y por eso tendría sentido «programar» una fecha de caducidad en el genoma. Del mismo modo que nuestras células han desarrollado un sistema de suicidio para quitarse de en medio cuando detectan que pueden convertirse en peligrosas, podría ser que en el ADN hubiera también un programa detallado de «autodestrucción» para evitar que los animales seamos inmortales.

Aunque esta teoría tiene lógica, los conocimientos actuales de genética y evolución han hecho que la hipótesis del envejecimiento basado solo en instrucciones genéticas predefinidas no sea la más aceptada, sino que se favorezca un modelo que incluya también otros parámetros. Hoy en día tenemos claro que el envejecimiento solo puede entenderse teniendo en cuenta la interacción de múltiples factores que dan lugar a un proceso extremadamente intrincado sin una razón central, formado por muchas causas diferentes que aportan su granito de arena. A continuación veremos las principales teorías y cómo se relacionan entre sí.

VÍCTIMAS DE LA OXIDACIÓN

De todas las posibles teorías que intentan explicar el envejecimiento, quizá la más famosa, y también una de las que se conocen desde hace más tiempo, es la de la oxidación. La expuso por primera vez el gerontólogo estadounidense Denham Harman en 1956.[18] Según esta, las células están constantemente sometidas a lo que se denomina estrés oxidativo. El oxígeno que nos rodea, y que es fundamental para la vida, se utiliza dentro de las células en diversos procesos esenciales para su normal funcionamiento. Pero esto da lugar a productos secundarios nocivos. Es similar a lo que sucede cuando el motor de un coche utiliza gasolina como combustible: como consecuencia, se generan una serie de residuos tóxicos. En el caso de las células, estos residuos «oxidan» (es decir, estropean) las proteínas, el ADN y otros componentes esenciales. De alguna manera, podría compararse con el óxido que se forma sobre el hierro expuesto a la intemperie.

La teoría, en su forma actual, dice que la oxidación progresiva que sufren los componentes de nuestras células va dañándolas sutilmente. Podemos imaginarlo como una gotera cayendo de forma constante sobre una piedra. Cada gota por sí sola no es peligrosa, pero la suma de todas, a lo largo de un tiempo determinado, puede llegar a agujerear la roca más sólida. Así pues, estos pequeños daños se acumulan de forma continuada hasta que llega un momento en que la célula ya no puede realizar sus funciones como solía. Si las células de los tejidos empiezan a fallar por este motivo, el cuerpo entero empezará a funcionar mal, y esto sería lo que acabaría causando la degeneración progresiva que vemos con la edad.

De hecho, se cree que el ADN, que está en el interior de las células, está sometido a diario a un número muy elevado de alteraciones perjudiciales, y la oxidación sería solo una de ellas. Por suerte, la mayoría de estos procesos no causan problemas, gracias a sistemas internos muy efectivos que nos protegen o reparan los daños. Pero estas defensas no son perfectas. De vez en cuando, alguno de estos daños se escapa y queda incorporado en el genoma de la célula. Con el paso de los años, la acumulación de estas lesiones disminuiría la capacidad que tienen las células de funcionar correctamente. La teoría del envejecimiento por oxidación está relacionada también con las mitocondrias, que más adelante veremos que son los «motores» de la célula y que representan la principal fuente interna de oxidantes. Cuando las mitocondrias dejan de funcionar como deben, lo que es más frecuente a medida que envejecemos, fabrican más oxidantes de los necesarios, y entonces se aceleran los problemas.

Se han llevado a cabo numerosos experimentos que corroboran lo que propone esta teoría y sugieren que la oxidación es una de las causas del envejecimiento. Por ejemplo, hace tiempo que, gracias a la manipulación genética, se han generado ratones que producen un exceso de una proteína antioxidante llamada catalasa. Esto significa que las defensas contra el estrés oxidativo están permanentemente aumentadas. Como consecuencia, el ratón manipulado vive mucho más que uno normal. También podemos realizar el experimento a la inversa: si se elimina una de las defensas de un ratón, por ejemplo la proteína llamada adenil ciclasa 5, u otras que participan en la «limpieza» de los radicales de oxígeno, la oxidación de las células aumenta de forma espectacular, lo que hace que el daño sea más elevado y acaben envejeciendo antes. Y también se ha observado que el farumfer, ese roedor especialmente longevo, tiene mejores mecanismos de limpieza de los oxidantes que se generan en las mitocondrias que otros roedores.[19]

Estas observaciones y experimentos en animales de laboratorio también demuestran que el envejecimiento no debería ser inevitable. Existen diversas maneras de regular los daños que sufren nuestras células, lo que tiene un impacto claro en la longevidad. ¿Quiere esto decir que debemos tomar antioxidantes para contrarrestar los efectos envejecedores de los radicales de oxígeno? Muchas personas ya lo hacen, espoleadas por la propaganda de la industria millonaria de los suplementos dietéticos. Pero, por desgracia, la biología es compleja y no podemos simplificar tanto.

A medida que han ido reuniéndose datos, más se ha discutido la teoría de Harman. Actualmente se acepta que solo explica una parte del problema y que sus conclusiones deberían matizarse. Por ejemplo, se ha observado que, en algunos animales de laboratorio, un ligero incremento de oxidantes tiene precisamente el efecto contrario al esperado: alarga la vida porque provoca una respuesta protectora del organismo. En otros casos, manipular las mitocondrias de animales de laboratorio para que produzcan más oxidantes no comporta el efecto esperado de acelerar el envejecimiento. Y en otros experimentos, aumentar las defensas antioxidantes de un organismo no consigue que el animal viva más tiempo, como sucedía con el exceso de catalasa que hemos comentado anteriormente. Y encontramos problemas aún más importantes, porque en algunos ensayos se ha observado que los tratamientos antioxidantes pueden aumentar el riesgo de padecer cáncer, lo cual tiene sentido, porque los radicales de oxígeno forman parte de las defensas contra las células malignas, además de contribuir a otros procesos normales que tienen lugar en el organismo.

Así pues, la investigación en el campo de los oxidantes y el envejecimiento da resultados contradictorios, lo que sugiere que todavía no entendemos muchas cosas de los oxidantes y de cómo su equilibrio afecta a las funciones celulares. Lo más probable es que se trate de una cuestión de dosis y de contexto: en determinadas situaciones, una pequeña cantidad de oxidantes puede estimular la longevidad, mientras que, en otros casos, una dosis más elevada puede empezar a dañar el ADN y disparar los mecanismos del envejecimiento celular. Qué cantidad de oxidantes puede ser «buena» para nuestras células es algo que todavía no sabemos determinar ni controlar, pero lo que sí está claro es que no es fácil regular los niveles de radicales de oxígeno del organismo con pastillas y dietas debido a nuestro exquisito mecanismo de compensación.

LAS CLAVES GENÉTICAS

En la actualidad hay gran cantidad de estudios en marcha que investigan cuáles son los factores genéticos que determinan que algunas personas (y animales) vivan más, o qué define que cada especie tenga un rango de longevidad concreto. No olvidemos que el entorno influye mucho: sabemos que una persona que se cuida, evita excesos, no se expone demasiado al sol, no fuma y bebe con moderación seguramente envejecerá mucho mejor que otra con los hábitos contrarios. Aun así, muchos elementos quedan fuera de nuestro alcance, como los que heredamos.

Una pista de que la genética desempeña un papel fundamental es que la longevidad extrema (superar los cien años) a menudo se observa en miembros de una misma familia. Estos casos nos sugieren que debe de haber algo hereditario, un gen o, con mayor probabilidad, un conjunto de genes que otorgan cierta resistencia frente a los factores internos y externos que desgastan los tejidos. Según unos estudios de finales del siglo pasado,[20] es posible que hasta un 25 por ciento de la longevidad estuviera determinado por los genes; lo demás dependería del entorno. Cálculos más modernos, realizados a partir de bases de datos con información de hasta cuatrocientos millones de personas, han rebajado este porcentaje a entre el 16[21] y el 10.[22] Tenga quien tenga razón, queda claro que la genética no sería el principal determinante del envejecimiento.

Curiosamente, parece que estos porcentajes cambian a medida que nos acercamos a edades más avanzadas: si superamos los cien años, sería más porque tenemos buenos genes que nos han protegido mejor contra la degradación celular que por ninguna otra cosa. Dicho de otro modo, con la edad estaríamos seleccionando a los individuos que envejecen más despacio (los demás morirían antes), y por eso los que llegan más lejos son precisamente los que tienen unos genes «protectores» contra la degradación que causa el tiempo.[23]

Esto se ha confirmado observando que las familias más longevas no solo viven más tiempo, sino que suelen envejecer mucho mejor física y mentalmente. Además tienen pocas enfermedades relacionadas con la edad, como cáncer o alzhéimer. Parece que lo que hace que vivan más tiempo, ese misterioso factor genético, también las protege contra muchas enfermedades relacionadas con la edad. Si los análisis de los genes de las personas que superan los cien años en buenas condiciones nos permiten encontrar algún día estos elementos protectores, estaremos mucho más cerca de resolver el misterio de la parte genética del envejecimiento. Precisamente un estudio realizado en más de quinientas personas sanas de más de ochenta años que vivían en California confirmó que tenían menos marcadores en los genes relacionados con el alzhéimer y otras enfermedades.[24]

El primer gen relacionado con el envejecimiento se descubrió en 1988[25] en un gusano llamado *Caenorhabditis elegans*, muy utilizado en este tipo de estudios porque puede manipularse con facilidad. Lo llamaron *age-1*, y observaron que, si lo alteraban, podían aumentar la longevidad del animal. Este experimento fue la primera prueba que demostró que existen genes que regulan directamente el envejecimiento y que podemos localizarlos. Años después se advirtió que genes similares también controlaban la longevidad en otros animales, desde moscas hasta ratones. Incluso en humanos se ha encontrado un gen de la misma familia que recibe el nombre de FOXO3A y que algunos estudios[26] relacionan también con una esperanza de vida más larga.

Desde estas investigaciones iniciales se han identificado varios genes que, cuando se conectan o desconectan artificialmente en animales de laboratorio, generan un efecto sustancial en la longevidad. Algunos tienen un impacto más evidente que otros, y en ciertos casos su importancia se limita a una especie concreta y no a las demás, lo que hace que estas conclusiones no puedan aplicarse de forma directa a los humanos sin investigar más a fondo. Por ejemplo, aunque modificar determinados genes en gusanos puede llegar a multiplicar por diez su esperanza de vida, la misma manipulación solo la aumenta un 30 o un 40 por ciento en ratones o moscas. Seguramente existen mecanismos biológicos que definen el envejecimiento en la mayoría de los animales, mientras que otros serían mucho más específicos de cada género o especie.

De momento, lo que sí podemos decir es que todo indica que existen al menos tres grandes grupos de genes que serían parte fundamental del proceso de envejecimiento de probablemente la mayoría de las especies animales. Uno son los genes de la familia denominada IGF1, que desempeñan un papel importante en el metabolismo, en concreto en relación con la insulina y con cómo se aprovechan los nutrientes. El FOXO3A estaría incluido en este. El segundo grupo gira en torno a un gen llamado TOR, que participa en varios procesos celulares importantes, y el último tendría que ver con los genes que actúan en el ámbito de la mitocondria, como los llamados SIR. Con toda probabilidad hay otros con impacto similar que aún no se han descubierto.

Una prueba de la importancia que puede tener un gen en la longevidad del ser humano son las enfermedades que provocan un envejecimiento más rápido de lo normal. Es bien conocido el caso de los niños que padecen una rara enfermedad genética que hace que tengan aspecto de ancianos antes de entrar en la adolescencia, con la piel arrugada y el cuerpo encorvado. La mayoría mueren de viejos antes de llegar a adultos, sin que pueda hacerse nada para evitarlo. Es uno de los llamados síndromes progeroides o de envejecimiento prematuro. El más conocido, el que acabamos de describir, es la progeria de Hutchinson-Gilford, pero existen otras variantes, no todas con los mismos síntomas, bastante similares: el síndrome de Werner, el de Bloom, el de Rothmund-Thomson, la ataxia telangiectasia, la disqueratosis congénita, etcétera.

Todos estos síndromes tienen algo en común: en cuestión de pocos años, los tejidos de las personas que los padecen acumulan la degeneración que normalmente tardamos décadas en desarrollar. Ninguna de estas enfermedades presenta todos los síntomas del proceso normal de envejecimiento, pero alguno de ellos aparece mucho antes de lo habitual. Esto puede significar que algún elemento central de la protección contra el envejecimiento queda desconectado o, por el contrario, que aumenta algún factor «degenerativo» que las personas sanas tienen mejor controlado.

Curiosamente, la mayoría de estas enfermedades tienen la particularidad de ser hereditarias, causadas por un solo gen defectuoso. Aunque es cierto que son incurables con los conocimientos médicos actuales, pueden proporcionarnos información muy importante sobre los mecanismos implicados en los cambios relacionados con la edad. Por ejemplo, sabemos que la función de la mayoría de los genes implicados en estos síndromes de envejecimiento prematuro tiene algo que ver con el efecto directo sobre el control del daño que recibe el ADN de las células.

A pesar de lo que observamos en estos casos poco habituales, es obvio que el envejecimiento típico del ser humano está relacionado con más de un gen. Por ejemplo, los primeros estudios en profundidad del genoma de las personas centenarias sugieren que un elevado porcentaje de ellas tiene unas variantes concretas de tres genes. Uno era de esperar: el FOXO3A, del que hemos hablado anteriormente. Pero también serían importantes en estos casos los llamados CETP y APOC3. Las tres variantes parecen comunes sea cual sea el grupo étnico de los afortunados, y heredarlas podría significar tener muchas probabilidades de vivir una larga vida. Algunos hablan de un entramado de hasta ciento treinta genes diferentes que actuarían de forma conjunta como protectores, mientras que otros estudios sitúan ese número más cerca de los trescientos.[27] A nivel individual, cada uno de estos genes solo tendría un impacto relativo, pero juntos llegarían a controlar ese 25 por ciento del envejecimiento normal que decíamos que es probable que esté definido directamente por los genes.

A pesar de las herramientas de análisis genético de que disponemos en la actualidad, sin duda será difícil identificar todos y cada uno de los componentes de este entramado de genes y confirmar todas las variantes significativas para poder definir una «huella genética» que nos permita predecir quién tiene posibilidades de vivir más de un siglo y quién tendrá menos suerte, pero el hecho de que cada vez haya más personas que llegan a vivir cien años, junto con el progresivo abaratamiento del precio de leer un genoma, nos permitirá hacer estudios más completos y ampliar poco a poco la lista. El siguiente paso sería encontrar la manera de conectar o desconectar los genes responsables para poder retrasar el envejecimiento, aunque técnicamente todavía es complicado.

MÁS ALLÁ DEL GENOMA

A la vez que estudiamos la influencia de los genes en el envejecimiento, también es necesario buscar más allá del genoma. Muchos estudios demuestran que las llamadas modificaciones epigenéticas del ADN podrían desempeñar un papel muy importante. Se trata de cambios químicos que a menudo acumula el ADN ya durante el periodo de gestación del embrión, pero también a lo largo de la vida adulta. Aunque esto no cambia la información genética contenida en el ADN, sí puede determinar qué genes están activos o inactivos, es decir, tienen funciones reguladoras. A veces se ha dicho que si un gen fuera una palabra, las modificaciones epigenéticas serían los acentos, que pueden cambiar completamente su significado (incluso hacerlas ininteligibles) sin cambiar sus letras. Así pues, son un mecanismo clave de control que tiene un fuerte impacto en muchos procesos del organismo, y por lo tanto era de esperar que también contribuyeran al envejecimiento.

Los estudios de hermanos gemelos nos ofrecen algunas pistas de esta relación entre envejecimiento y epigenética. Los gemelos univitelinos tienen exactamente los mismos genes, pero las modificaciones epigenéticas, debidas al azar y a los factores ambientales, que han acumulado a lo largo del tiempo pueden ser muy diferentes. Esto explicaría que dos gemelos idénticos no sean idénticos desde el punto de vista físico, a pesar de haber partido del mismo punto. Las pequeñas diferencias estarían determinadas por cómo cada modificación epigenética modula la función de sus genes. La epigenética podría explicar también por qué hay gemelos que envejecen de forma diferente o que tienen distintas sensibilidades a enfermedades relacionadas con la edad. Aunque hayan compartido útero y, a buen seguro, el entorno durante al menos los primeros años de vida, las modificaciones que habrán adquirido no serán las mismas.

Varios estudios han demostrado que las diferencias epigenéticas en el ADN de gemelos idénticos aumentan considerablemente con el paso del tiempo.[28,29] Esto hace que los genes de los gemelos, a pesar de ser iguales, funcionen cada vez de manera más diferente. Además, los estudios nos dicen que las modificaciones epigenéticas de una persona centenaria son muy específicas. Si algún día llegáramos a identificar qué procesos pueden darnos modificaciones «buenas» y cuáles tener el efecto contrario, quizá podríamos definir conductas que incrementen las posibilidades de vivir más y mejor gracias a la epigenética.

El estudio de la epigenética del envejecimiento ha permitido descubrir que existe un patrón cuantificable de cambios que pueden revelar la edad biológica, como veremos más adelante. Esta «marca epigenética» nos permitiría deducir la edad real de una persona con un margen de error de solo unos dos años. Esto significaría que los cambios epigenéticos que tienen lugar en el genoma humano con el paso del tiempo no son aleatorios y particulares de cada uno, sino que siguen unas normas fácilmente identificables.

Quizá lo más importante de estos estudios es la idea de que es probable que podamos modificar los patrones de cambios epigenéticos de nuestro ADN, y por lo tanto incidir en la longevidad. Recordemos que hablamos de modificaciones químicas que se añaden al ADN. En principio no deben ser permanentes, del mismo modo que se añaden, pueden quitarse. De hecho, ya hemos identificado maneras de modularlas, algo mucho más sencillo que lo que decíamos antes de intentar alterar directamente los genes. Hemos descubierto fármacos que pueden «borrarlos», como si limpiaran el ADN, y en la actualidad están estudiándose como posibles tratamientos contra el cáncer. Quizá en el futuro podrían servir también para «rejuvenecer» el ADN limpiando las modificaciones químicas «malas» que haya adquirido. Por el momento, esto queda más allá de nuestras posibilidades.

EL PESO DEL ENTORNO

Sabemos que en el efecto del entorno sobre la longevidad desempeñan un papel importante las sustancias tóxicas a las que estamos expuestos, entre ellas las del tabaco, que, de todos los factores estudiados, es uno de los que se ha observado más claramente que nos envejece. También sabemos que tienen un efecto similar los rayos ultravioleta, a los que estamos expuestos por el sol. Estos y otros muchos elementos que existen a nuestro alrededor no solo modifican el ADN a nivel epigenético, sino que son responsables de buena parte de las lesiones que acumulan nuestras células.

Pero esta no es la única forma en la que el entorno incide en el envejecimiento. Una prueba nos la ofrecen los estudios que determinan cómo varía la esperanza de vida según el lugar en el que vive una persona. Mientras que en la actualidad las mujeres japonesas están entre las más longevas del mundo, el extremo opuesto lo encontraríamos en algunos países de África. Por ejemplo, en Lesoto la esperanza de vida de una mujer es de cuarenta y dos años menos que en Japón. Numerosos factores (aparte de la genética, claro) relacionados con la geografía, las enfermedades y la cultura de cada país pueden determinar esta gran diferencia, pero no debemos pasar por alto que entre los dos casos que hemos citado las diferencias económicas son abismales: mientras que la renta per cápita anual de Japón es de 33.223 dólares, la de Lesoto es solo de 1.372. Así pues, podríamos concluir que el nivel socioeconómico de una persona es también clave a la hora de definir cuántos años vivirá, seguramente por una combinación de factores como el acceso a una mejor sanidad o a una mejor alimentación.

En este sentido, incluso pueden detectarse diferencias significativas entre barrios de una misma ciudad, lo que subraya aún más que las condiciones sociales desempeñan un papel importante en el envejecimiento. Por ejemplo, estudios realizados en Barcelona demuestran que la esperanza de vida se correlaciona directamente con el nivel económico de cada zona: en las que tienen una renta familiar elevada (Les Corts, el Eixample, Gràcia y Sarrià), la esperanza de vida media es más alta que en las desfavorecidas (como algunos barrios de Ciutat Vella, Sants-Montjuïc, Sant Andreu y Nou Barris). Si nos fijamos en los extremos, en el barrio de Pedralbes (con una renta de casi el doble que la media de la ciudad) la esperanza de vida es de 86,5 años, mientras que en Torre Baró (donde la renta es menos de la mitad de la media de Barcelona) es de 75,2 años.

Se han realizado estudios similares en ciudades de Estados Unidos y otras partes del mundo, lo que demuestra que el lugar donde se nace y se vive define de forma importante nuestra salud y longevidad. Que una distancia de solo doce kilómetros señale una diferencia de más de diez años en la longevidad media de un grupo de personas demuestra que, aunque los genes y una localización geográfica concreta pueden influir en el envejecimiento, el entorno social, económico y cultural tiene un peso decisivo, ya que determinará las condiciones de nuestro nacimiento, el tipo de trabajo que tendremos, la dieta que seguiremos, qué hábitos nocivos para la salud adquiriremos, a qué enfermedades estaremos más expuestos y qué calidad de atención médica recibiremos. Esto marcará los patrones generales de salud y, de rebote, la velocidad a la que envejeceremos y la calidad de vida en nuestros últimos años.

La relación entre economía y longevidad no es ni mucho menos un descubrimiento reciente. El aumento progresivo de la esperanza de vida desde finales del siglo XIX se observaba desde mucho antes en las clases altas que en las bajas. Ya en el siglo XVIII, los nobles vivían más, sobre todo porque fueron los primeros en beneficiarse de las mejoras higiénicas y sanitarias. A la hora de pensar en estrategias para alargar la longevidad de una población, deberíamos tener presente que probablemente la forma más efectiva sería acabar con las grandes diferencias socioeconómicas que existen entre grupos.

5

Las razones biológicas

Cuando hablamos del envejecimiento de una persona, lo que de hecho queremos decir es que envejecen sus células. El cuerpo humano está formado por unos cuatro billones de células, es decir, un cuatro seguido de doce ceros.[30] Con el paso del tiempo, empiezan a dejar de hacer sus funciones habituales, y la consecuencia de esta pérdida de actividad es el cúmulo de signos y síntomas que asociamos a la edad avanzada. Así pues, el envejecimiento que observamos a simple vista no es más que una representación de lo que está pasando a nivel microscópico dentro del organismo.

Por lo tanto, podríamos intentar definir el envejecimiento a partir de estas modificaciones que observamos a nivel celular, lo que sería mucho más exacto que hacerlo solo a partir de cambios visibles. Con ello tendríamos la ventaja de que, una vez identificados los mecanismos biológicos que hacen que las células envejezcan, es más fácil empezar a diseñar estrategias para modificarlos y encontrar así la manera de mejorar la salud de las personas mayores.

Esto es precisamente lo que se propusieron una serie de investigadores que en 2013 publicaron un sumario de lo que creían que eran los procesos clave implicados en el envejecimiento. Los llamaron las «marcas» del envejecimiento (*The Hallmarks of Aging*, en el original), y encontraron nueve.[31] Diez años después, a principios de 2023, publicaron una versión actualizada, y con los nuevos conocimientos adquiridos a lo largo de la última década tuvieron que ampliarlas a doce.[32] Estas doce marcas serían las que llevarían a la degeneración progresiva del organismo, que es lo que vemos con el paso del tiempo, y por lo tanto deberían ser las dianas de toda intervención antienvejecimiento. Encajan también con las teorías que hemos visto en el capítulo anterior y con todas las demás que se han propuesto en las últimas décadas.

La importancia relativa de cada una de estas marcas todavía está discutiéndose. Es evidente que el envejecimiento es un proceso complejo y multifactorial y que, por lo tanto, requiere que estos factores (de momento doce, sí, pero nadie nos garantiza que no se descubran más en el futuro) interactúen entre sí. Es decir, ninguno bastaría por sí solo para causar el envejecimiento del organismo, pero es probable que algunos tengan más peso que otros en el proceso.

Si realmente es así, sería lógico destinar más esfuerzos a encontrar maneras de frenarlos. En cualquier caso, los expertos coinciden en que es poco probable que bloqueando solo uno de estos doce factores, aunque sea por completo (suponiendo que pueda llegar a hacerse), se consiga un efecto sustancial. Lo más probable es que haya que incidir sobre varios factores a la vez para observar un cambio importante en el ritmo de envejecimiento del cuerpo.

Estas marcas necesarias para disparar la degeneración progresiva de nuestros tejidos, y en consecuencia de todo el organismo, están relacionadas de una u otra forma con la acumulación de daños en diferentes zonas de la célula. Todas ellas se han detectado en organismos viejos (no solo en humanos, sino también en otros mamíferos), y además, si se inducen de forma artificial, aceleran el envejecimiento en animales de laboratorio. Y al contrario: si se bloquean experimentalmente, lo frenan. Repasémoslas de forma breve, y en las páginas siguientes comentaremos las principales con más detalle.

- *Senescencia celular.* Es un proceso que pueden activar otras marcas de esta lista, como veremos, y por lo tanto es seguramente una de las principales causas biológicas del envejecimiento. El nombre proviene de la palabra latina *senescere*, que significa «envejecer». Las células senescentes (o simplemente «viejas») tienen un fuerte impacto en la pérdida de funciones de un tejido porque no solo dejan de llevar a cabo su función, sino que además no permiten que las células vecinas hagan la suya.

- *Pérdida de células madre.* Los embriones, en las fases iniciales, son básicamente células madre, que son capaces de generar todos los tipos de células necesarias para formar el organismo. En los adultos, en cambio, las células madre son más escasas y se encargan sobre todo de regenerar los tejidos. Algunos síntomas que observamos con el paso del tiempo se deben a que las células madre desaparecen, y por eso no pueden generarse otras células que reemplacen las que están dañadas y han dejado de funcionar (porque han muerto, se han vuelto senescentes o simplemente han dejado de estar activas). La progresiva desaparición de células madre hace que los tejidos no puedan repararse de forma adecuada, lo que contribuye a la degeneración y la pérdida de funciones que vemos en el envejecimiento.

- *Inestabilidad genómica.* El daño en el ADN, acumulado poco a poco a lo largo de la vida, es uno de los signos de envejecimiento celular que más se ha estudiado. El ADN de nuestras células, que contiene información genética, no es del todo estable. Esto significa que, a pesar de sus mecanismos de protección y reparación, puede ir degradándose y acumulando cambios que no son buenos para el funcionamiento de la célula. Esto sucede tanto por tóxicos externos (sustancias químicas, radiación…) como por mecanismos internos propios de la célula (que en muchos casos producen un aumento de radicales de oxígeno, los responsables de la oxidación). Es un proceso similar al que observamos en el cáncer, pero, en este caso, en lugar de impulsar que la célula se multiplique sin cesar, que es el principal problema de los cánceres, la inestabilidad acaba provocando que las células no puedan realizar sus funciones normales, y lo más seguro es que acaben convertidas en senescentes. La prueba definitiva de que el ADN dañado es clave en el envejecimiento humano nos la proporcionan los síndromes de envejecimiento prematuro, que muchas veces están causados precisamente por defectos de los mecanismos de reparación del ADN.

- *Acortamiento de los telómeros.* Los telómeros son unas estructuras que se encuentran en las puntas de los cromosomas, los «ovillos» de ADN en los que se guarda la información genética en el núcleo de la célula. Se acortan un poco cada vez que una célula se multiplica y, cuando llegan a determinado límite, disparan también la senescencia celular, porque la célula interpreta que el ADN está dañado y sería peligroso seguir multiplicándose.

- *Cambios epigenéticos.* Ya hemos explicado que, si la genética desempeña un papel importante a la hora de definir cómo envejecemos, también influye mucho la epigenética, los cambios químicos que sufre el ADN con el paso del tiempo y que modifican la activación de los genes. Se ha descubierto un patrón de cambios epigenéticos relacionados con el envejecimiento (es decir, que se observan con más frecuencia en las personas mayores), aunque aún no se termina de entender qué papel desempeñan en el proceso.

- *Disfunción mitocondrial.* Las mitocondrias son unas estructuras pequeñas que hay dentro de las células y que les proporcionan la energía que necesitan para funcionar. Podríamos decir que son como sus «motores». Parece que dejan de funcionar correctamente con el paso del tiempo, aunque todavía no hemos entendido del todo qué cambios sufren. Además, las mitocondrias están muy relacionadas con la oxidación, porque la obtención de energía genera radicales de oxígeno como producto secundario. En las mitocondrias viejas, estos oxidantes «se derramarían» y se esparcirían dentro de la célula, lo que generaría daños en el ADN y en otras estructuras, y esto contribuiría a dañarlas.

- *Alteración de las proteínas.* Las proteínas son las herramientas que realizan todas las funciones dentro de la célula. La información para fabricarlas está guardada en los genes, en la molécula de ADN. Con la edad, se ha observado que las proteínas de la célula empiezan a degenerar y no pueden realizar sus funciones habituales. La causa principal es que, una vez fabricadas, no son capaces de adoptar la forma que necesitan para estar activas por motivos que aún no están claros. Es como si tuviéramos una hoja de papel pero no supiéramos doblarla para hacer un avión; aunque los materiales están ahí, el papel por sí solo no volará a menos que consigamos que adopte la forma necesaria.

- *Desregulación de los mecanismos de nutrición.* Las células necesitan alimentarse para sobrevivir. En otras palabras, requieren suficiente combustible para que sus motores funcionen de forma correcta. Se ha observado que manipular los sensores que identifican que «pasan hambre» tiene un efecto directo sobre la longevidad de la célula y, por lo tanto, también sobre la del organismo. Es una de las claves de la denominada restricción calórica, que puede ser una manera de frenar el envejecimiento, como veremos más adelante. Hacer creer a la célula que no hay suficiente comida puede ser una manera de ralentizar su metabolismo y así prolongarle la vida.

- *Problemas en la comunicación entre células.* Las células no viven en el vacío, sino en tejidos formados por otras células de su mismo tipo y de otros. Así pues, deben actuar siempre de forma coordinada. Para conseguirlo se comunican constantemente y se envían señales para saber qué hace y qué debe hacer cada una (por ejemplo, a través de hormonas y otras sustancias). Se ha observado que el paso del tiempo entorpece estas comunicaciones, lo que provoca que los tejidos dejen de funcionar como deben, porque las células no actúan con la suficiente coordinación. Por ejemplo, algunas hormonas no están activas, mientras que otras señales entre células aumentan cuando no les corresponde.

- *Alteraciones de la microbiota.* La microbiota es el conjunto de microbios que habitan nuestro cuerpo. Viven en simbiosis con nuestras células sin causar enfermedades, y a menudo se los llama «microbios buenos». La microbiota está formada sobre todo por bacterias, y se encuentra especialmente en la piel y en el aparato digestivo. En los últimos años se ha observado que la microbiota tiene un impacto muy importante en nuestra salud. Puede influir, por ejemplo, en el peso, proteger de infecciones e incluso tener efectos sobre algunas funciones del cerebro. Así pues, no es de extrañar que también esté implicada en el envejecimiento. Estudios recientes demuestran que la microbiota va cambiando con el paso del tiempo hasta convertirse en anómala (lo que se conoce como disbiosis). Aún no sabemos en qué medida está implicada en los procesos del envejecimiento, pero estos cambios sugieren que tiene algo que ver. Lo demuestra el hecho de que las personas que consiguen llegar a los cien años tienen una microbiota más parecida a la de los jóvenes que a la de los ancianos,[33] lo que sugiere que envejecerían más despacio.

- *Desconexión de la autofagia.* «Autofagia» significa, literalmente, comerse a uno mismo. A nivel celular, la autofagia es un proceso implicado tanto en la obtención de energía como en la limpieza de residuos. La célula «se come» partes de sí misma (cosas que no necesita o que se han estropeado, por ejemplo) y recicla los componentes para extraer energía. Se trata de un proceso normal que se ha observado que suele dejar de funcionar de forma correcta a medida que envejecemos. Esto provocaría que los procesos de mantenimiento que lleva a cabo la célula no fueran tan cuidadosos y no se eliminaran las partes que se han estropeado.

- *Inflamación crónica.* Esta marca se conoce desde hace tiempo, pero sorprendentemente no se incluyó en la lista hasta la revisión de 2023. A medida que envejecemos, los tejidos experimentan un aumento de la inflamación, por lo que nunca acaba de desaparecer. No sabemos por qué sucede, pero sin duda esta pequeña inflamación crónica está relacionada con el envejecimiento y podría hacer que los tejidos no funcionaran correctamente. Las células senescentes contribuyen a este aumento del nivel basal de inflamación.

Estas doce marcas del envejecimiento pueden clasificarse en tres niveles diferentes. El primero serían las que representan las posibles causas del daño que acumulan las células, y se denominan primarias: la inestabilidad genómica, el acortamiento de los telómeros, los cambios epigenéticos y la alteración de las proteínas y de la autofagia formarían parte de este grupo. En el segundo nivel encontraríamos las respuestas de la célula a estos daños, que en un principio y en pequeñas dosis incluso podrían ser positivas, pero que a la larga y cuando aumentan demasiado, causarían problemas: la disfunción mitocondrial, la senescencia celular y la desregulación de los mecanismos de nutrición estarían en este grupo y reciben el nombre de marcas antagonistas. Por último, el tercer nivel lo forman los procesos que son consecuencia de las respuestas negativas del segundo nivel y que son los responsables reales de los cambios que observamos en el organismo envejecido (y por eso reciben el nombre de marcas integrativas): la pérdida de células madre y los problemas de comunicación entre células, la inflamación y la disbiosis son parte de este último nivel.

Esto no significa que las del tercer nivel sean más importantes que las del primero o el segundo, ni a la inversa. El envejecimiento es un proceso complejo que seguramente es resultado de la interacción de todas estas marcas entre sí, por lo que resulta difícil decir cuál puede tener más relevancia. Lo más importante de esta lista, como hemos propuesto anteriormente, es que nos proporciona una hoja de ruta para buscar maneras de atacar las causas del envejecimiento y así definir posibles tratamientos. No todas las marcas pueden manipularse con la misma facilidad, y por este motivo se han conseguido más resultados en unas que en otras, pero esto tampoco significa que estas sean las más relevantes, sino solo que han sido las primeras que hemos aprendido a controlar.

6

Cómo medir el paso del tiempo

Todas las células tienen una especie de «reloj» que cuenta el paso de los años. De hecho, es posible que posean más de uno. Como hemos visto cuando abordábamos las marcas, el envejecimiento deja señales en diversas estructuras de la célula, y algunas ya hemos aprendido a medirlas.

El primer reloj celular que descubrimos fueron los telómeros. Decíamos que son pequeñas estructuras que se encuentran en la punta de los cromosomas. En ocasiones se han descrito como el nudo que hacemos al final del cordón de un zapato para evitar que se deslice por el ojal. Su función sería similar: evitar que el ovillo de ADN empiece a «escurrirse» por uno de los extremos. Como hemos explicado antes, cada vez que una célula copia su ADN antes de multiplicarse, los telómeros se acortan un poco. Cuando, con el paso de los años, su longitud se reduce por debajo de un mínimo, se considera que la célula ya se ha multiplicado suficientes veces, que es demasiado vieja, y se la «jubila». Así pues, la longitud de los telómeros es un marcador muy preciso que define cuánto tiempo le queda a una célula para dejar de ser útil. Calculando esta longitud podemos hacernos una idea de lo vieja que es una célula.

Es importante destacar que hay excepciones, células que escapan de este reloj interno. Por ejemplo, las células madre. Para cumplir su misión de regenerar tejidos deben poder multiplicarse cada vez que sea necesario, por lo que no sería conveniente que sus telómeros se acortaran y se las jubilara antes de tiempo. La solución es una proteína llamada telomerasa que poseen las células madre pero no las demás células del cuerpo. La telomerasa alarga los telómeros a medida que se acortan, de modo que al final su longitud no varía y nunca se activan los mecanismos protectores. De hecho, es como si diera marcha atrás al reloj interno.

Pero si siempre fuera así, las células madre estarían en todo momento «jóvenes y frescas», algo que sabemos que no sucede. La científica alicantina María Blasco, una de las expertas en el tema y actual directora del Centro Nacional de Investigaciones Oncológicas (CNIO), ha demostrado que, aparte de poseer telomerasa, las células madre son precisamente las que tienen los telómeros más largos.[34] En su laboratorio han visto que, a medida que las células madre van envejeciendo, sus telómeros no pueden evitar acortarse un poco, pese a la acción de la telomerasa, por motivos que no están del todo claros. Esto podría ser la causa de que al final también dejen de funcionar como es debido e incluso mueran, y así aparezca esta marca del envejecimiento.

Algunos estudios relacionan los telómeros de los leucocitos (los «glóbulos blancos» de la sangre) con la esperanza de vida y la salud, ya que las personas que los tienen más cortos presentan un aumento del riesgo de padecer enfermedades cardiovasculares o infecciosas. Además, se ha observado que los que superan los cien años suelen tener los telómeros de las células más largos. Parece que sucede lo mismo con algunos animales. En perros, por ejemplo, la longevidad media de cada especie está relacionada con la longitud de los telómeros de los leucocitos:[35] cuanto más cortos son, menos vive esa raza. La razón podría ser que estos perros tenían un elevado riesgo de morir por problemas cardiacos, una correlación que también se ha observado en humanos. Un análisis realizado también por el grupo de María Blasco llegó a conclusiones similares en rato-nes,[36] ya que los que tenían telómeros más cortos eran los que morían antes. Ellos mismos han demostrado recientemente[37] que la velocidad a la que se acortan los telómeros es caracterís-tica de cada especie animal, y además determina la longevidad: las especies que viven menos serían las que pierden los telóme-ros más deprisa, y no necesariamente las que los tienen más cortos de primeras.

No solo el paso del tiempo desgastaría los telómeros; se han identificado diversas situaciones en las que el acortamiento es más rápido de lo que debería. Por ejemplo, fumar, la obesidad o tener enfermedades neurodegenerativas, diabetes, hipertensión y enfermedades relacionadas con el sistema endocrino (acro-megalia, cushing…) hacen que los telómeros sean más cortos, y por lo tanto podemos considerar que aceleran el envejeci-miento. Incluso las situaciones continuadas de estrés intenso, depresión crónica o traumas infantiles podrían acortarlos.

De esto se deduce que el acortamiento de los telómeros no es inexorable, sino que debería ser posible frenar un poco este reloj, entre otras cosas siguiendo hábitos de vida saludables. Se ha observado que hacer ejercicio con regularidad provoca que los telómeros se acorten más despacio. De hecho, se ha llegado a proponer que la longitud de los telómeros puede ser una forma de medir no solo la edad de una persona, sino también el estado general, lo que implicaría que no serían exactamente un reloj de envejecimiento, sino un marcador más genérico, una especie de reloj «de salud».

Si seguimos esta hipótesis, saber la longitud de los telóme-ros podría ser útil para pronosticar enfermedades y, de forma más indirecta, incluso predecir la esperanza de vida dentro de unos límites. Es lo que proponen María Blasco y la bioquími-ca Elizabeth Blackburn, que obtuvo el Premio Nobel en 2009 precisamente por haber descubierto los telómeros. Las dos fundaron empresas (Life Length, en Madrid, y Telomere Health, que después pasó a llamarse Telomere Diagnostics, en California, respectivamente) para ofrecer al público test que miden la longitud de los telómeros, con la idea de que esto proporcione pistas sobre el riesgo de enfermar y la verdadera edad biológica de una persona. Además, podría servir como aviso para las personas que tuvieran telómeros más cortos de lo que les correspondería por su edad: sería el momento de cambiar los malos hábitos para intentar frenar el reloj. Para el análisis solo se necesitaría un poco de saliva, donde pueden encontrarse suficientes glóbulos blancos.

Otros expertos no están de acuerdo con este análisis y creen que es prematuro poner este tipo de información al alcance del público, sobre todo porque no es una medida lo suficientemente exacta. Así pensaba, por ejemplo, la bioquímica Carol Greider, que compartió el Nobel con Blackburn y que creía que hay demasiada variabilidad entre personas para que las medidas sean fiables, y el biólogo John Sedivy, que decía que es imposible que pueda determinarse la edad biológica de una persona solo con una muestra de uno de sus tejidos.[38] Aunque Blackburn defendía que esta información podría ser útil para predecir el riesgo de sufrir enfermedades relacionadas con la edad, acabó vendiendo todas sus acciones de Telomere Diagnostics y donó el dinero a una ONG.

La controversia sobre la utilidad de medir los telómeros existe porque, a pesar de los estudios mencionados, se han publicado otros que no han encontrado una relación directa tan clara entre los problemas de salud y la longitud de los telómeros, al menos en humanos. Uno de los principales puntos del debate es que aún no está claro si el acortamiento prematuro de los telómeros puede ser la causa de las enfermedades y los trastornos asociados al envejecimiento o, por el contrario, son una consecuencia. Quienes dudan de que la longitud de los telómeros sea una causa directa del envejecimiento citan, por ejemplo, el hecho de que los ratones envejecen de manera similar a nosotros, pero sus telómeros son mucho más largos y nunca llegan a acortarse tanto como los nuestros. O las bacterias, que tienen su ADN organizado en un solo círculo (en lugar de cromosomas separados, como los de los mamíferos), que no necesitan telómeros, y aun así también envejecen.

Otro reloj de envejecimiento que se ha estudiado en profundidad está relacionado con los denominados cambios epigenéticos. En este caso, lo que se mide es un patrón concreto de modificaciones químicas del ADN (lo que se conoce como metilación) que se ha observado que se asocia al paso del tiempo. El principal descubridor de estos relojes epigenéticos del envejecimiento fue Steve Horvath, que empezó a hablar de ellos en 2011. Desde entonces se han descrito diversos relojes epigenéticos, que se diferencian en los cambios concretos que miden, entre ellos el reloj de Horvath, el de Hannum, el PhenoAge, el GrimAge, etcétera. El de Horvath (que el propio autor ha ido perfeccionando a lo largo de la última década) mide 353 cambios químicos, mientras que el de Hannum solo 71. Tanto el PhenoAge como el GrimAge complementan las medidas epigenéticas con otros datos relacionados con el envejecimiento para hacer predicciones más sólidas.

Aparte de estos, que son los más utilizados, están estudiándose otros posibles relojes biológicos que midan el envejecimiento. Uno podría ser la presencia de células senescentes. Hemos dicho que estas células se acumulan con el paso del tiempo, y que esto es una de las marcas del envejecimiento, de modo que, si pudiera cuantificarse qué porcentaje de ellas hay en un órgano, en principio podríamos saber su edad biológica real y también predecir cuánto falta para que empiece a funcionar mal. No es tan sencillo como parece, porque todavía no hemos encontrado marcadores lo suficientemente buenos para detectar estas células senescentes. De momento, el que más se acerca a este objetivo es una proteína llamada p16, que algunos utilizan como posible reloj (en principio, cuanta más p16 tenemos en las células, más viejos somos).

Un reloj diferente que también está estudiándose estaría relacionado con la inflamación. El iAge,[39] el reloj inflamatorio del envejecimiento, se definió a partir del análisis de una población de mil personas de entre ocho y noventa y seis años, con la que se emplearon técnicas de inteligencia artificial para detectar marcadores en la sangre relacionados con el aumento de inflamación que se observa con el paso del tiempo. En personas que han superado los cien años, se ha visto que el iAge da una edad cuarenta años por debajo de la real, lo que confirmaría lo que decíamos antes sobre el hecho de que los que superan los cien años lo hacen precisamente porque envejecen más despacio que los demás.

Es probable que en el futuro veamos una nueva generación de relojes, quizá combinación de algunos que ya conocemos, que serán más exactos y nos permitirán separar la edad cronológica (la que celebramos en los cumpleaños) y la edad biológica real, que no sería de extrañar que fuera más heterogénea, es decir, que no fuera la misma en todos los órganos, sino que hubiera órganos que envejecieran más deprisa que otros, por razones genéticas o por el estilo de vida. De momento, son muchos los expertos que dudan de que todos estos relojes que hemos descrito midan realmente lo que queremos. Su relación con los cambios biológicos del envejecimiento es todavía un poco débil.

En cualquier caso, una ventaja de los relojes es que nos proporcionan dianas sobre las que podemos actuar para mejorar el envejecimiento. Por ejemplo, el propio Horvath demostró en un pequeño estudio clínico que puede revertirse el reloj epigenético en humanos al utilizar una combinación de fármacos, lo que, en teoría, hizo que los voluntarios «rejuve-necieran» dos años y medio, al menos según este reloj.[40] Queda por ver si esto es reproducible en una población más amplia, y sobre todo si tiene un impacto biológico real en la salud, más allá de lo que puedan decir los relojes. Al menos, es un primer paso para definir posibles tratamientos del envejecimiento y a la vez medir sus efectos.

TERCERA PARTE

Edad y enfermedad

7

¿Se puede envejecer sin enfermar?

Durante mucho tiempo el envejecimiento se ha considerado una parte normal e inevitable del proceso de estar vivos, es decir, la fase final y necesaria de la existencia de todo organismo. Pero a partir del momento en que empezamos a entender sus causas biológicas, el envejecimiento pierde parte de su mística y se convierte en un proceso como cualquier otro que, una vez comprendido, debe poder modificarse. Por eso en el campo de la investigación del envejecimiento hay quien lo considera no un mal inevitable, sino prácticamente una enfermedad, un estado anómalo de nuestro cuerpo. Lo más importante de esta manera de acercarse al envejecimiento es que, si lo vemos como una enfermedad, no debemos resignarnos a sufrirlo. Y además significa que podremos «curarlo», lo que es una propuesta aún más radical.

Hay otra forma alternativa de entender el envejecimiento: no como una enfermedad en sí, sino como un proceso que lleva a enfermedades. El estado de degeneración que causa el paso del tiempo provoca una serie de problemas en el funcionamiento normal, pero además abre la puerta a las enfermedades. Ser viejo es el principal factor de riesgo de muchos trastornos, desde el cáncer hasta el alzhéimer. Así pues, envejecimiento y enfermedad son dos conceptos que tradicionalmente van cogidos de la mano. ¿Pueden separarse? ¿Se puede envejecer sin enfermar? ¿Cómo conseguir ser viejos y estar sanos a la vez?

Cuando explicamos que alguien se ha muerto «de viejo», en realidad no estamos diciendo gran cosa. La mayoría de las personas mayores mueren por culpa de una enfermedad de las que normalmente se asocian a la edad, desde el cáncer hasta la demencia pasando por los problemas cardiovasculares. Estas son las verdaderas causas del fallecimiento, no la edad por sí misma. Es cierto que hay personas que superan todas las enfermedades y sin embargo también acaban muriendo, sin más causa aparente que el deterioro general. En estos casos minoritarios, se desconoce la verdadera razón de la incapacidad del organismo para seguir funcionando, pero es muy probable que la muerte se deba a alguna enfermedad oculta o alguna disfunción importante que no hemos sabido identificar, no al envejecimiento como tal.

Por lo tanto, podríamos concluir que no morimos por ser demasiado viejos, sino porque la vejez nos hace cada vez más susceptibles de contraer enfermedades graves. Según este punto de vista, podríamos redefinir por completo el envejecimiento y considerarlo en realidad un proceso que aumenta las posibilidades de enfermar. Además, esto sería muy variable, porque algunos individuos envejecen «mejor» que otros (no necesariamente viven más, sino que tienen menos enfermedades). Algunos estudios sugieren que envejecer bien o mal estaría marcado en gran medida por los genes:[41] unos «programas» genéticos determinarían mayor longevidad y otros provocarían un envejecimiento más saludable porque nos protegerían contra determinadas enfermedades, que son dos cosas muy diferentes.

Estas nuevas formas de ver el envejecimiento, como sinónimo de enfermedad o como factor de susceptibilidad a enfermedades, pueden parecer cuestiones puramente semánticas, pero también tienen una utilidad práctica. Ante todo, nos permiten cambiar nuestra relación con el deterioro que causa el paso del tiempo; de ser una carga que debemos aceptar con resignación, pasa a convertirse en un trastorno biológico con orígenes bien definidos y, por lo tanto, podría encontrarse la manera de evitar sus efectos, como ya hemos conseguido con otros procesos.

Cuando consideramos esta relación entre envejecimiento y enfermedad, debemos recordar que, a lo largo de la historia, el porcentaje de individuos que ha sufrido los efectos negativos de la edad ha sido mucho más bajo del que existe actualmente. Dicho de otro modo, la vejez no es frecuente en la naturaleza y, por lo tanto, cuando los humanos vivíamos en un entorno salvaje, tampoco resultaba habitual que llegáramos a edades avanzadas. Los viejos eran la excepción, cuando ahora son la norma, porque, gracias a los avances científicos que nos permiten escapar de la dictadura de la biología, todo el mundo aspira a vivir muchos años. De hecho, se calcula que en 2050 habrá dos mil millones de personas mayores de sesenta años, que representarán más del 20 por ciento de la población.[42]

Por eso la principal causa de muerte a lo largo de la historia han sido las enfermedades infecciosas, que se producen a cualquier edad. Enfermedades antes raras, como el cáncer y las demencias, no escalaron posiciones en el *top ten* hasta el siglo XX. Con el aumento de la esperanza de vida hemos conseguido popularizar una serie de enfermedades que no deberían haber pasado de anecdóticas y que ahora son las principales responsables de la mortalidad: cáncer, diabetes, enfermedades respiratorias y cardiovasculares... De hecho, todos los años que hemos añadido a la esperanza de vida en las últimas décadas son años de mala salud. Por ejemplo, un hombre nacido en 2014 vivirá tres años más con enfermedades crónicas que uno nacido en 2006.[43] Vivimos más, sí, pero vivimos más tiempo mal.

Teniendo esto presente, y considerando de nuevo el envejecimiento desde un punto de vista estrictamente evolutivo, nunca ha existido la urgencia de que la selección natural nos proporcionara una forma de protegernos de las enfermedades que aparecen con el envejecimiento, porque todo lo que nos sucede después de nuestra edad reproductiva ya no tiene ningún impacto en el genoma de la especie. Es decir, si una mutación espontánea en un gen hubiera dotado a un individuo de la capacidad de ser insensible a los efectos nocivos de los procesos biológicos del envejecimiento, esto no habría incrementado sus posibilidades de reproducirse más y mejor, que es lo que favorece la evolución, y por lo tanto el gen mutado no se habría visto con mayor frecuencia en las siguientes generaciones. O sea, la selección natural no tiene ningún incentivo para evitar que envejezcamos. Le basta con asegurar que estemos en buena forma mientras nos reproducimos.

El primero en proponer que la selección natural pierde relevancia a medida que avanza la edad de un organismo, y que por lo tanto la incapacidad de defendernos de los procesos que conducen al envejecimiento es probablemente un accidente evolutivo, fue el biólogo británico, y ganador de un Nobel, Peter Medawar,[44] ya en los años cincuenta del siglo pasado.

Hay muchas formas diferentes de enfrentarnos al concepto de envejecer. Podemos verlo como algo inevitable, como un programa genético, como un accidente evolutivo, como un proceso similar a una enfermedad o como el principal factor de riesgo de muchas enfermedades mortales. Son consideraciones con un punto filosófico, pero, como decíamos, también tienen un impacto importante en cómo nos enfrentamos al reto médico de diseñar maneras de mejorar el proceso biológico de envejecer y así alargar la cantidad y la calidad de nuestra vida. A continuación veremos algunas de las principales enfermedades relacionadas con el paso del tiempo. Teniendo en cuenta lo dicho, prevenirlas y curarlas sería una de las formas más efectivas de vivir más y mejor, aparte de modificar los procesos de envejecimiento que facilitan su aparición.

8

La degeneración del cerebro

¿Qué nos hace humanos? Alguien podría afirmar que la respuesta es andar de pie, y de esta manera tener las manos libres para crear y utilizar instrumentos. Es una posibilidad. Pero incluso esta opción depende de otra: seguramente somos esta especie animal tan particular gracias a nuestro cerebro, un órgano magnífico encajado y protegido en nuestro sólido cráneo como si fuera un tesoro de un valor incalculable, una estructura única con células superespecializadas en forma de redes complejísimas, pero que no se tocan, sino que dejan un pequeño espacio entre ellas llamado sinapsis. El doctor Santiago Ramón y Cajal dibujó magistralmente por primera vez estas células, las neuronas, con sus formas tan características, a finales del siglo XIX. Estos dibujos, tantos años después, siguen siendo reproducciones excelentes de los circuitos neuronales.

Las neuronas no se dividen. Suele decirse que son células postmitóticas, es decir, que ya están más allá de la mitosis o división celular. Además, con el tiempo el cerebro pierde la posibilidad de generar nuevas neuronas, probablemente porque existen señales que inhiben su producción,[45] por motivos desconocidos, lo que contribuye a la pérdida de funciones que vemos con el paso del tiempo. Aun así, admiten grados de remodelación de su actividad y son muy plásticas y dinámicas. Esto posibilita que nos adaptemos a todos los cambios que experimentamos a lo largo de nuestra vida.

A continuación comentaremos brevemente estas diferentes fases de reprogramación que sufre el cerebro con los años y en qué medida, si aparecen desviaciones del programa, como las que se producen en la vejez, pueden asociarse a diversas enfermedades. Muchos de estos conocimientos proceden de estudios recientes que han cartografiado la evolución del cerebro a lo largo de la vida de varias personas, desde niños hasta individuos centenarios, utilizando avanzadas herramientas de imagen que nos permiten prácticamente «fotografiar» el cerebro en acción.[46]

Empecemos por el principio. Durante el embarazo y los primeros momentos de formación del cerebro, este órgano es muy sensible a los tóxicos químicos y las agresiones físicas que pueda recibir. El uso de varias drogas ilegales o legales, como el alcohol, puede dejar huellas imborrables. Niños que parecen sanos al nacer experimentarán problemas de aprendizaje y de comportamiento social asociados, por ejemplo, al síndrome de alcoholismo fetal, una situación seguramente diagnosticada con menos frecuencia de su incidencia real.

Los estudios de la última década sugieren que nuestro cerebro experimenta muchas modificaciones químicas desde el nacimiento hasta la adolescencia. No nos referimos a cambios asociados a enfermedades, sino a adiciones fisiológicas que enriquecen nuestras neuronas. Ya hemos visto que estos patrones químicos que regulan la actividad de nuestro material genético se llaman cambios epigenéticos. Así pues, ¿qué sucede en el cerebro desde los cero hasta los quince o dieciséis años? Se trata de la etapa de máximo aprendizaje de los humanos. Aprendemos a relacionarnos con el mundo exterior, a andar, a hablar, a escribir, las convenciones sociales y otras habilidades que después nos serán vitales como adultos. Es una etapa de efervescencia en la actividad de nuestras neuronas. Nunca volveremos a aprender tanto. Después entraremos en contacto con otras cosas, viviremos otras experiencias, pero cuantitativa y cualitativamente, aunque se produce un incremento del aprendizaje, es solo gradual, nada que ver con la incorporación de datos y reglas que de forma exponencial llevamos a cabo en la infancia y la adolescencia.

Pero en este proceso existen peligros e incertidumbres. En particular, una enfermedad que suele debutar en la postadolescencia: la esquizofrenia. Empieza a aceptarse la idea de que sería un defecto de la programación cerebral cuando se encuentra a punto de cerrar este ciclo de aprendizaje expansivo. Estamos muy cerca del final y de repente algo sale mal y se produce un error en el software de las comunicaciones neuronales. Puede ser una enfermedad mental terrible, sobre todo porque afecta a personas jóvenes, con un inmenso potencial, y hace más urgente que dispongamos de medios para su investigación, la mejora del tratamiento y el acompañamiento al individuo afectado y a su entorno.

Otras enfermedades mentales como la depresión, la manía o el síndrome bipolar (una combinación de las dos anteriores) suelen aparecer algo después. En todas ellas también se detectan alteraciones en la programación genética de las neuronas. El cerebro se niega a sí mismo, y el riesgo de suicidio siempre está latente. Por lo tanto, las medicaciones para disminuir la sintomatología de estas enfermedades son muy importantes, y el peligro es que el paciente, al sentirse mejor por el efecto de los fármacos, deje de tomarlos y sufra una recaída, que puede ser muy grave. Por desgracia no disponemos de fármacos verdaderamente curativos para ninguna de estas situaciones. Atenúan los signos, y los pacientes que siguen el tratamiento pueden tener una vida feliz e integrarse en la sociedad, pero la causa subyacente sigue ahí, esperando la ocasión para resurgir. Por eso estas personas y su entorno médico, familiar y social no deben bajar la guardia para que estas enfermedades no priven a los afectados de la posibilidad de vivir una vida plena.

Si nos centramos en el otro extremo del tiempo de vida, a los últimos años, veremos el cuadro contrario: con el envejecimiento, y sobre todo a partir de los sesenta y cinco años, vamos «desaprendiendo». Este camino puede producirse de forma muy lenta y ordenada. Así, puede haber personas de noventa años con la mente muy lúcida, pero el cuerpo más «tocado». Por ejemplo, un cirujano anciano que recuerda a la perfección cómo operar, pero al que las manos con artrosis le fallan y no puede ejercer su profesión. Pero, en general, a medida que atravesamos la frontera de edad mencionada, nuestra mente no es tan ágil y perdemos poco a poco facultades, empezando por la memoria. Pequeños detalles, diminutas confusiones, nombres de personas que no conseguimos recordar... Por eso nos aferramos a rituales y costumbres que nos permiten seguir funcionando con la máxima normalidad posible. Aun así, nuestro cerebro ya no es tan modulable como cincuenta años atrás, por eso nos cuesta aceptar cambios, como nuevas conductas sociales o avances tecnológicos. Es esperable, cada generación entierra a la que la precede con un alud de novedades difíciles de asumir. En cualquier caso, es un proceso que observamos también en la naturaleza, como cuando el animal dominante de un clan debe por fin dejar paso al joven pujante. Solo es biología y evolución.

Pero, en el caso de los humanos, nos alarmamos cuando este proceso se produce de forma acelerada y/o antes de lo esperado. La persona que olvida el café en el fuego, que no está segura de cómo volver a casa, que empieza a mezclar las identidades de conocidos y familiares... Quizá cuando estos signos aparecen ya es demasiado tarde. Deberíamos haber diagnosticado el problema antes. Nos referimos a las enfermedades neurodegenerativas, que en buena medida acaban derivando en demencia en las últimas etapas. La más conocida es la enfermedad de Alzheimer, pero hay muchas otras, como la demencia con cuerpos de Lewy, la vascular o las asociadas al párkinson y el síndrome de Down.

Podemos imaginarnos el cerebro como una inmensa cebolla que vamos pelando. Lo primero que perdemos son los recuerdos recientes, la capa más externa. Lo que hicimos ayer, los datos de la persona a la que conocimos hace solo unas semanas… A continuación olvidamos los recuerdos de nuestra vida adulta, con todos los aprendizajes de oficios y relaciones sociales que tuvimos. Estamos en las capas intermedias de la cebolla. Y después solo quedan las primeras capas, las marcas químicas iniciales. Una canción que aprendimos de niños, empezamos a confundir a nuestra pareja con nuestro padre o madre… Las emociones parecen tardar un poco más en desaparecer. Es un proceso de duelo en vida que necesita un importante apoyo sanitario, social y económico, un tipo de enfermedad que al final puede ser muy incapacitante en una persona que quizá tenga los demás órganos del cuerpo humano en perfecto estado y, por lo tanto, podría disfrutar todavía de varios años de vida.

¿Qué podemos hacer para evitar estos procesos de neurodegeneración? En la mayoría de los casos, desconocemos las causas exactas. Algunos teóricos de la evolución nos dicen que es el precio que nuestro cerebro debe pagar por la excesiva longevidad como especie. Según este razonamiento, nuestro cerebro sigue perteneciendo a un pobre homínido desnudo que ha escapado hace muy poco tiempo de sus depredadores y al que su imaginación y su inventiva le han permitido proteger su cuerpo y alargar su supervivencia más allá de lo que le correspondía. Porque, desde el punto de vista evolutivo, ya hemos dicho que lo lógico sería morir cuando nuestros hijos se han reproducido y se valen por sí mismos, y nuestros genes egoístas ya corren por el mundo. Al vivir mucho más tiempo del que originalmente se esperaba, nuestro cerebro empezaría a fallar por todas partes. Sería una especie de obsolescencia programada, como si fuera un electrodoméstico, que en condiciones normales debería ser rara, pero que, gracias al hecho de haber avanzado lo bastante para aprender a defendernos de nuestros depredadores, se ha convertido en más habitual.

Es una teoría provocadora. Lo cierto es que, décadas atrás, se veían pocos enfermos con neurodegeneración. Una causa podría ser el infradiagnóstico por haber confundido el envejecimiento fisiológico de nuestro cerebro con la demencia progresiva y verdaderamente patológica. Una explicación más sencilla sería que no daba tiempo a que aparecieran estas enfermedades por el simple hecho de que moríamos antes. Las infecciones y el hambre se llevaban a la mayoría de los individuos antes de que hubieran llegado a viejos. Sea como fuere, en algunos casos se descubren enfermedades neurodegenerativas en adultos jóvenes. Este sería el caso del alzhéimer familiar, en el que se producen mutaciones de los genes de la presenilina-1 o de la apolipoproteína E (APOE4), y los problemas se manifiestan mucho antes de lo habitual. La APOE4, por ejemplo, afecta al recubrimiento que aísla las neuronas y les permite transmitir los estímulos nerviosos que les sirven para comunicarse.[47] Si este aislamiento falla, las neuronas dejan de funcionar de forma correcta.

Llegados a este punto, una cuestión importante para fomentar un envejecimiento saludable sería saber si existen estrategias preventivas para evitar esta degeneración acelerada del cerebro que vemos en el alzhéimer y en trastornos similares. Un primer paso consistiría en evitar todos aquellos condicionantes de salud que, en mayor o menor medida, se han asociado a un mayor riesgo de desarrollar estas enfermedades. En este sentido, es recomendable hacer ejercicio físico moderado a diario y no caer en el sedentarismo («pasar todo el día en el sofá»). También evitar una alimentación demasiado rica en grasas para protegernos de la neurodegeneración por el taponamiento de los vasos sanguíneos que irrigan el cerebro, lo que puede provocar la muerte de neuronas en determinadas zonas (los llamados infartos lacunares). Asimismo, la obesidad y las alteraciones del metabolismo, como la diabetes tipo II (la del adulto, relacionada con la pérdida de efecto de la insulina), también podrían asociarse a esta enfermedad. En este sentido, algunos investigadores incluso han llegado a llamar al alzhéimer diabetes del cerebro.

Aparte de estas consideraciones generales, existe una estrategia intuitiva, aunque difícil de demostrar con certeza, que podría atenuar los estragos de las enfermedades neurodegenerativas asociadas a la edad. Si con el alzhéimer se produce esta falta de funcionalidad neuronal, ¿por qué no ofrecemos vías alternativas para retrasar la progresión de la enfermedad? Imaginemos que un circuito neuronal está dañado. Si solo tenemos este, no hay nada que hacer. Pero ¿y si hubiera pequeñas carreteras alternativas para hacer el mismo trayecto? La idea sería que, cuantos más circuitos neuronales hayamos establecido, más difícil será cortocircuitarlos todos. Por eso el trabajo intelectual, la lectura, las interacciones sociales, evitar la soledad, los estímulos sensoriales, los juegos mentales, la formación educativa y estrategias similares podrían ayudar a estar mejor preparados cuando llegue la enfermedad y a que nuestra «materia gris» tenga otras vías para transmitir la información.

Hemos comentado algunos signos clínicos de la aparición de estas demencias y también hemos indicado que, cuando detectamos algunos con claridad, quizá las oportunidades de intervención efectiva y tratamientos eficaces sean ya reducidas. Disponemos de pruebas de cribado que pueden detectar los primeros síntomas de la enfermedad mediante entrevistas, test de memoria y lógica y pruebas físicas. Pero además las nuevas tecnologías de imagen ya pueden ver alteraciones en la estructura íntima de las regiones, las cavidades y la composición del cerebro antes de que se haya exteriorizado la enfermedad, y por lo tanto antes de las manifestaciones clínicas que decíamos que podrían indicar un problema más avanzado. Detectar estas incipientes señales de la enfermedad es clave, porque los poquísimos tratamientos relativamente efectivos solo funcionan, de momento, en las fases más iniciales del proceso.

Así como en el cáncer se producen lesiones moleculares compartidas por todos los tumores, al margen del tipo de tejido en el que surjan, muchas demencias comparten alteraciones similares a nivel de genes y proteínas. Por ejemplo, en las patologías neurodegenerativas es frecuente la presencia de las llamadas placas de beta-amiloide y las alteraciones de las proteínas tau. Algunos tratamientos de las fases iniciales del alzhéimer buscan eliminar los depósitos de proteína beta-amiloide que interrumpen la comunicación entre neuronas, como si fueran escollos en los que encallan los barcos. Una forma de hacerlo es utilizando mecanismos basados en la ósmosis, que «limpian» estos conglomerados nocivos que bloquean los circuitos neuronales. Recientemente, y de forma complementaria a esta estrategia, se han depositado muchas esperanzas en la aprobación, en 2022, del primer fármaco contra el alzhéimer, llamado lecanemab, cuya diana específica son estas placas de beta-amiloide, las posibles causantes de los síntomas. Es un fármaco consistente en un anticuerpo monoclonal, indicado cuando el deterioro cognitivo todavía es leve, que reactiva el sistema inmunitario para que «limpie» las placas. No curaría la enfermedad, pero ralentizaría de forma significativa su progresión, con una mejora de hasta el 27 por ciento. En mayo de 2023 se observó que un segundo fármaco del mismo tipo, llamado donanemab, tenía resultados aún más evidentes, con una reducción del 40 por ciento de la pérdida de funciones típica del alzhéimer.

Pese a que ninguno de los dos frena la enfermedad por completo, son un rayo de esperanza en un océano de decepciones previas. De momento, es de lo poco que podemos hacer para detener la degeneración del cerebro. Algunos estudios con ratones demuestran que trasplantar células madre en el cerebro frena el envejecimiento y alarga la esperanza de vida de los animales,[48] pero todavía no sabemos si funcionará en humanos.

Curiosamente, algunos de los cambios que vemos en el cerebro en un envejecimiento normal recuerdan a los que se producen en las enfermedades neurodegenerativas, incluyendo la acumulación de fibras, aunque a un nivel inferior.[49] Esto invitaría a pensar que el alzhéimer no es más que una versión acelerada de los cambios propios de la edad. Por lo tanto, todos los fármacos que puedan frenar el avance de una enfermedad neurodegenerativa quizá servirían también para mejorar las funciones del cerebro en una persona mayor sana. En este sentido, algunos estudios demuestran que con fármacos puede frenarse la pérdida de capacidades cognitivas propias de la edad (como la pérdida de la memoria),[50] al menos en animales de laboratorio. Esto ofrece esperanzas de encontrar algún día tratamientos tanto para el envejecimiento normal del cerebro como para el que lleva a enfermedades.

Como hemos dicho antes, cada tejido de nuestro cuerpo puede envejecer de forma diferente. Vemos a personas mayores con la piel llena de arrugas y la mente lúcida; otras tienen una preciosa piel de porcelana, pero su cabeza ya no está en este mundo porque la neurodegeneración ha hecho mella. Más allá de la predisposición genética, contamos con datos que indican que una vida intelectualmente activa, más unos hábitos de ejercicio y alimentación correctos y una rica interacción social pueden proporcionarnos tiempo extra y retrasar el inicio de una enfermedad que algunos expertos creen que, si viviéramos los años suficientes, todos acabaríamos teniendo. Los nuevos métodos de diagnóstico precoz asociados a los primeros tratamientos basados en la evidencia científica pueden retrasar aún más la historia natural de la degeneración, y son datos positivos a la hora de intentar preservar esta estructura tan esencial, el cerebro, el único órgano capaz de estudiarse a sí mismo.

9

El corazón y el paso del tiempo

Si enfermedades como el cáncer y las demencias suelen mostrar signos de deterioro progresivo, las enfermedades cardiacas y de los vasos sanguíneos se manifiestan frecuentemente en forma de muerte súbita, a causa ya sea de un infarto de miocardio (cuando se muere una parte de la capa muscular del corazón) o de la rotura de un conducto sanguíneo (aneurisma). Por eso este deterioro del sistema cardiovascular que observamos con el paso del tiempo se conoce en la jerga médica como el asesino silencioso. Es uno de los principales trastornos asociados a la edad avanzada. A veces no es fatal, sino que, aunque aparece de forma inesperada, el daño no es suficiente para causar la muerte. Un ejemplo de ello es el llamado ictus, que se produce cuando se bloquea un vaso que irriga una parte del cerebro y el tejido que se queda sin sangre acaba sufriendo una necrosis. Esto a menudo provoca importantes secuelas funcionales. En este capítulo abordaremos este conjunto de patologías y su relación con la edad.

El corazón es uno de los órganos centrales del cuerpo humano. Bombea la sangre para que todo lo que contiene (células, nutrientes, oxígeno…) llegue hasta el último rincón de nuestra anatomía. Está formado por tres capas de tejido: la más interna (endocardio), la media (miocardio) y la externa (pericardio). Trabaja en todo momento, latido a latido, veinticuatro horas al día. No se toma ni un minuto de descanso. En el laboratorio podemos crear células del músculo cardiaco a partir de células madre, que empezarán a latir en la placa de plástico donde reposan. Es decir, están perfectamente programadas para realizar su función de forma automática, sin que nadie las controle.

El circuito eléctrico cardiaco debe estar acompasado con exactitud, como un instrumento de música bien afinado. Cuando no es así, aparecen problemas como las arritmias, que es como se llaman las irregularidades en el patrón de latidos. A veces el corazón crece demasiado y no expulsa correctamente la sangre (como una bomba para extraer agua que no funciona bien) y entonces hablamos de miocardiopatía hipertrófica, que es un agrandamiento del corazón acompañado de una pérdida de su función.

Tanto esta enfermedad como las arritmias que acabamos de mencionar no están necesariamente relacionadas con la edad. De hecho, han causado la muerte inesperada de jóvenes deportistas que parecían sanos y han provocado la jubilación prematura y forzosa en compañeros de profesión. Otros problemas cardiacos típicos en jóvenes son los defectos congénitos de las paredes de los diferentes compartimentos del corazón (los ventrículos y las aurículas), así como de las válvulas cardiacas (que reciben el nombre de tricúspide y mitral), que son las que regulan la comunicación entre las cavidades del corazón. Muchos de estos casos no provocan de entrada una sintomatología evidente, a pesar de ser potencialmente graves, y suelen ser hallazgos casuales en revisiones médicas. Estos diagnósticos en edades jóvenes permitirán que sus portadores tengan una vida plena si se someten de inmediato a los tratamientos adecuados.

La enfermedad cardiovascular más asociada al envejecimiento es la arteriosclerosis (literalmente «endurecimiento de los vasos»), que tiene como consecuencia la reducción del flujo sanguíneo en varios órganos, entre ellos a veces el propio corazón. Imaginemos nuestro sistema circulatorio como las tuberías de una casa. En una nueva, están no solo resplandecientes por fuera, sino también inmaculadas por dentro. Pero a medida que transcurren los años y más fluidos de todo tipo van pasando por estos conductos, las tuberías empiezan a rayarse y en ellas se depositan todo tipo de componentes hasta que un día el fregadero se obtura y ya no absorbe. Entonces llamamos al fontanero, que, utilizando medios físicos y químicos, intentará desembozar el desbarajuste.

Asimismo, cuando nacemos tenemos los vasos sanguíneos frescos y flexibles, y la sangre corre por arterias y venas libremente. Pero con el paso del tiempo empieza a encontrar obstáculos que le dificultan la carrera. En las paredes de los vasos se acumulan grasas y células inflamatorias (esta masa se llama trombo o placa ateromatosa), y así comienza a cerrarse el vaso y a reducirse su diámetro. Estos trombos pueden despegarse y entonces circulan por la sangre y ruedan por los conductos sanguíneos hasta que encuentran uno demasiado pequeño y se quedan bloqueados, como un camión atrapado en un túnel porque no tiene el tamaño adecuado. A esto lo denominamos embolia.

Tanto la trombosis (la formación de trombos en los vasos) como la embolia generan una falta de oxígeno y nutrientes en las zonas posteriores del lugar donde está alojado el trombo o el émbolo. Estas deficiencias acaban causando la muerte de las células porque sufren un déficit de oxígeno y de los nutrientes que les proporcionan la energía. Si esto sucede en el cerebro, provocará lo que llamamos un accidente cerebrovascular (AVC) o ictus, asociado a la muerte de las neuronas cercanas. En función de dónde estén las células nerviosas afectadas, pueden causar desde síntomas sencillos, como descoordinación o mareo, hasta la pérdida del habla o la incapacidad funcional de una mano, de un brazo o de medio cuerpo. Parte de esta actividad perdida (o en ocasiones toda) puede recuperarse mediante la rehabilitación, pero el proceso quizá resulte muy difícil para el afectado y para su entorno personal, familiar y laboral.

Si estos procesos de cierre tienen lugar en las arterias que nutren el corazón, como es el caso de las coronarias, podemos encontrarnos dos cuadros: el más benigno sería la llamada angina de esfuerzo o *angor pectoris*, que comporta la aparición de un dolor en la zona torácica, el hombro, el brazo o la muñeca izquierda cuando se hace un esfuerzo físico. Pero ¿por qué sucede precisamente entonces? El ejercicio exige un esfuerzo extra al corazón, pero uno o más de los vasos que lo irrigan ya tienen el caudal reducido porque están en parte obstruidos por el trombo. En situación de reposo esta corriente sanguínea reducida basta, pero cuando se requiere más potencia, aparecen los problemas.

La angina es mala y buena a la vez. Mala porque señala la existencia de cierta predisposición a una enfermedad cardiovascular hasta ahora subyacente, pero buena porque se ha detectado antes de que aparezca un infarto, el segundo cuadro posible, que es grave y puede producirse incluso en reposo cuando la obstrucción de la arteria es más completa. Los síntomas del infarto son similares a los de la angina, aunque suelen ser más intensos. Puede añadirse la sensación de ahogo y el sudor frío. Cuando pensamos en quién puede sufrir un infarto, es posible que a menudo imaginemos a un hombre obeso y de cierta edad, pero también puede tenerlo una mujer de peso estándar. La enfermedad cardiovascular probablemente está infradiagnosticada en mujeres, y su mortalidad en realidad superaría patologías que ahora creemos quizá más dañinas, como el cáncer de mama. Por eso la hemos denominado «el asesino silencioso».

La enfermedad cardiovascular, que cuando da la cara se

presenta en forma de infarto o de ictus, no es inmediata, aunque pueda parecerlo; se muestra después de años en los que se han ido dañando de forma continua los vasos sanguíneos y se han acumulado «piedras» en el río de la sangre hasta que se interrumpe el paso del líquido. De esta forma, el envejecimiento, los malos hábitos y cierta predisposición genética componen un cóctel mortífero perfecto que hace que las enfermedades cardiovasculares suelan ser la principal causa de muerte en los países desarrollados, por encima del cáncer.

Algunas familias presentan un riesgo cardiovascular elevado a una edad temprana, por ejemplo en forma de cardiopatías congénitas o de alteraciones genéticas en mecanismos reguladores del metabolismo de las grasas. Pero en la mayoría de la población lo que precipita la tragedia es la suma de cierta susceptibilidad hereditaria, la mala alimentación y la progresiva rigidez de las estructuras vasculares vinculada a la edad. Aunque parezca que las lesiones descritas se localizan en el sistema sanguíneo, donde se ha formado la oclusión, por desgracia el problema es general. De la misma forma que puede afectar vasos cardiacos, también pueden dañar los de la salida del corazón (la arteria aorta), las arterias del cuello (la carótida) y las de las extremidades. En cuanto empieza el problema, puede aparecer en muchos lugares. El análisis detallado de los tejidos de un paciente con arteriosclerosis mostraría degeneraciones de las paredes de muchos de sus vasos, como calcificaciones que las endurecen, inicios de trombos, placas de grasa, etcétera.

En estos cúmulos que se forman en el interior de los vasos de estas personas pueden encontrarse todo tipo de células inflamatorias y de la coagulación, pero especialmente importante es la alteración de los patrones bioquímicos relacionados con el metabolismo y el transporte de las grasas. La elevación de las grasas principales, el colesterol y los triglicéridos, en concreto los niveles altos de la lipoproteína «mala» (LDL) y los valores bajos de la lipoproteína «buena» (HDL), son la combinación que se asocia a un elevado riesgo de enfermedad cardiovascular. Los análisis de sangre de algunos pacientes pueden mostrar niveles elevados solo de colesterol o triglicéridos, mientras que los de otros desafortunados presentan niveles altos de ambos.

Tener la tensión alta, obesidad o diabetes también son factores de riesgo. Cuantos más tengamos, más posibilidades de acabar con problemas. En cambio, las dificultades «eléctricas» del corazón, como las arritmias, van por otro lado. Pruebas complementarias como el electrocardiograma, que analiza el estado de las aurículas y los ventrículos, y que está asociado a la ecocardiografía, que mediante el rebote de los sonidos permite estudiar el tamaño y la función del corazón, acabarán de ofrecernos una visión del estado del aparato cardiovascular de la persona.

La investigación biomédica en todas sus facetas proporciona avances quirúrgicos, técnicos y farmacológicos, y ha permitido mitigar muchas de estas enfermedades que afectan al corazón y al entramado de canales que nos recorren. Más allá de los marcapasos para controlar las arritmias y del trasplante cardiaco cuando ya no hay otra solución, tenemos utensilios mecánicos y medicamentos bastante útiles para lidiar con la enfermedad arteriosclerótica y evitar que cause la muerte. En casos de angina de pecho, colocar un *stent* (un pequeño tubo de un material especial) para mantener abierto el vaso que estaba obstruyéndose es una buena solución. Si hay infarto y el mal resulta severo, muchas veces debemos recurrir a hacer un *bypass*, donde tomamos un vaso sanguíneo saludable de otra parte del cuerpo del paciente (la pierna o el brazo, por ejemplo) y lo conectamos antes y después de las arterias obturadas. De esta forma, saltamos el tapón y la sangre se redirige hacia donde hace falta.

Para evitar que estas nuevas estructuras vuelvan a cerrarse suelen recetarse anticoagulantes y antiagregantes plaquetarios (un ejemplo sería la aspirina). En otras palabras, se hace que la sangre sea más «líquida» y así fluya mejor. Pero esto no elimina el problema de base: el exceso de colesterol y/o triglicéridos, que es lo que hace que el riesgo de complicaciones siga existiendo.

Un primer paso, quizá el más difícil para muchos, será modificar la dieta. Deben eliminarse los alimentos ricos en grasas, como los embutidos y la carne procesada. Olvidémonos de la bollería y los dulces, porque los excesivos azúcares acaban convirtiéndose también en grasa cuando llegan a las células. Volvamos a descubrir el pescado, sobre todo el azul, y en general la llamada dieta mediterránea, rica en fruta y verdura. Pero ese cambio en los hábitos alimentarios no suele bastar. A menudo es preciso un tratamiento farmacológico que debe mantenerse de por vida. Disponemos de varios fármacos para combatir los niveles altos de triglicéridos, mientras que para bajar el colesterol tienen el monopolio las llamadas estatinas. Se trata de ajustar las dosis de estos fármacos para evitar los efectos secundarios, pero manteniendo la capacidad de la pauta terapéutica para bajar todos los marcadores de riesgo vascular. Para las personas mayores a menudo lo más difícil es recordar las pastillas que deben tomarse cada día y la pauta correcta. En este sentido, ya existe un anticuerpo monoclonal que se inyecta una vez al mes y que tiene un efecto comparable al de las pastillas, lo que facilita mucho el tratamiento.

Debemos tener en cuenta un aspecto más, especialmente relevante en la relación entre el envejecimiento y las enfermedades cardiovasculares. Se ha descubierto hace poco la existencia de un patrón un poco raro en la sangre y la médula ósea de personas que parecen sanas. Las células sanguíneas de estos individuos presentan unas mutaciones específicas en genes que controlan la actividad del material genético. Esto se llama hematopoyesis clonal (CHIP, por sus siglas en inglés), que significa que es una población de células homogéneas establecida a partir de unas progenitoras, que son las que sufrieron la primera mutación. Lo curioso es que, a medida que vamos envejeciendo, el número de células de esta hematopoyesis clonal va aumentando. Su existencia se ha asociado a tener más tendencia a desarrollar una cardiopatía como las que hemos descrito antes. Los mecanismos concretos que enlazan la presencia de estas células mutantes en la sangre y la afectación cardiovascular todavía son objeto de intensa investigación, pero son uno de los primeros datos que relacionan la edad con la afectación del sistema cardiovascular en el ámbito molecular. Así pues, del mismo modo que ahora controlamos el colesterol y los triglicéridos para medir nuestro riesgo cardiovascular, es posible que algún día también hagamos lo propio con esta CHIP.

Está claro que tener el corazón «joven» implica vivir más tiempo. Nos referimos a que esté bien alimentado no solo de amor y amistad, que sin duda son factores que nos ayudan a mantenernos jóvenes, sino también de alimentos bajos en grasas, a que se practique ejercicio físico moderado y a que se controle la tensión. Ya hemos dicho que, si la enfermedad cardiovascular aparece, tenemos buenas herramientas médicas para controlarla, pero es preciso descubrirla a tiempo, antes de que provoque un daño irreparable. Así pues, no olvidemos las revisiones anuales. Que el corazón de los demás no nos eche de menos porque nos ha fallado el nuestro.

10

El cáncer, la enfermedad de la vejez

Existe una enfermedad estrechamente asociada a la vejez y que además es muy frecuente: el cáncer. Lo sufrirán uno de cada dos hombres y una de cada tres mujeres. La diferencia entre sexos podría deberse a hábitos diferentes (tradicionalmente, los hombres han fumado y bebido más, por ejemplo) o quizá a algún factor genético protector todavía desconocido. Esto encajaría con la hipótesis de que, desde un punto de vista evolutivo, es más importante preservar a las hembras para garantizar el futuro de la especie (pueden tener más descendencia un macho y cinco hembras que cinco machos y una hembra).

Pese a la elevada incidencia del cáncer, en las últimas décadas ya no es la sentencia de muerte casi inevitable que fue hasta bien entrado el siglo xx. La tasa de curación global es ahora del 60 por ciento, y sigue subiendo. El cáncer es la gran enfermedad de los últimos cien años, ya que el progresivo envejecimiento de la población en las sociedades occidentales hace que su frecuencia haya aumentado muchísimo, con lo que se ha convertido en la segunda causa de mortalidad a escala mundial.

Sin embargo, el cáncer no es una enfermedad de la era moderna, sino que nos ha acompañado desde tiempos inmemoriales. En los vestigios óseos de hombres prehistóricos se han identificado marcas que dejaron las metástasis (células tumorales que escapan de su órgano de origen), como muescas en la culata del arma de un pistolero del Oeste. Además, el cáncer no es un trastorno exclusivamente humano, se da en muchos otros animales, en especial en los que están lo bastante protegidos para llegar a edades avanzadas, como las mascotas. Curiosamente, suelen tener tumores similares a los de sus dueños, quizá como reflejo de un efecto medioambiental común. En realidad, cualquier organismo pluricelular (con más de una célula) y con tejidos diferentes puede tener un tumor si se le da tiempo suficiente. Incluso las plantas desarrollan unas aberraciones del crecimiento celular que podemos llamar tumores, aunque, teniendo en cuenta la rigidez de los tejidos vegetales, no se extienden como los que vemos en los animales.

¿En qué consiste el cáncer? Los diferentes tipos de células de un organismo realizan funciones muy definidas según las necesidades del tejido en el que se encuentran. El tracto digestivo absorbe los alimentos. Los pulmones permiten el intercambio de gases. Las glándulas mamarias producen leche. La piel encierra los órganos y nos protege de las agresiones externas. Cada tejido se encarga de una actividad establecida, y sus células tienen un tiempo de vida pautado. Por ejemplo, las neuronas nunca se multiplican, o solo en contadas excepciones. Las células del colon y de la piel, en cambio, se multiplican muchísimo, porque esos tejidos necesitan un recambio constante debido al daño del que son víctimas. La aparición de un tumor significa que esta programación tan perfecta se pierde y las células adquieren propiedades muy diferentes.

Estos «poderes» que adquiere una célula cuando se convierte en maligna son características comunes de todos los cánceres (que, como veíamos en el envejecimiento, en inglés reciben el nombre de *hallmarks*),[51] y entre ellas están la capacidad de proliferar continuamente, la desobediencia a señales inhibidoras del crecimiento, un cambio en el metabolismo que les permite obtener energía rápida y el poder de diseminación a distancia (las ya mencionadas metástasis).

Pero una de estas características entronca directamente con el tema de este libro: las células del cáncer son inmortales. En los laboratorios llevan décadas cultivando una línea celular llamada HeLa, que se obtuvo el 8 de febrero de 1951 de células extraídas del tumor de Henrietta Lacks, una mujer afroamericana de treinta y un años con un cáncer cervical, que le provocó la muerte el 4 de octubre de 1951. Más de setenta años después, sus células malignas siguen multiplicándose en frascos de plástico sin la menor intención de detenerse. Mientras tengan oxígeno, un suero con los alimentos adecuados, un pH estable y una temperatura de 37 °C, seguirán vivas. Son, en efecto, inmortales. Como esta, en la actualidad hay cientos de líneas celulares que han sobrevivido a sus portadores. El paciente murió hace tiempo, pero sus células se multiplicarán para siempre. Las utilizamos para entender mejor los mecanismos del cáncer y buscar nuevas terapias.

¿Por qué las células del cáncer son inmortales? Podemos dar muchas respuestas a esta pregunta, lo que probablemente quiere decir que no estamos del todo seguros de la causa. Sabemos que mantienen los telómeros tan largos como si fueran jóvenes. La explicación es que estas células transformadas tienen activada la telomerasa, la enzima que antes hemos explicado que alarga los telómeros. Se ha propuesto el uso de inhibidores de la telomerasa como terapia anticancerosa, pero de momento ha tenido poco éxito en el ámbito clínico.

Otra posible explicación de la inmortalidad de las células tumorales está relacionada con su incapacidad para morir. Esto no es tan obvio como puede parecer. En realidad, para una célula morir no es tan fácil. Existen muchos tipos de muertes celulares. Algunas son defunciones bruscas y sin contemplaciones, como una explosión, que llamamos necrosis; en el otro extremo está la llamada muerte celular programada o apoptosis, donde todo sucede bajo un estricto control y sin dejar rastro. En medio de ambos casos hay diversas opciones, más o menos reguladas, que se disparan cuando es necesario eliminar una célula.

Como es de suponer, todos estos procesos están muy controlados en los tejidos sanos para que las células vayan renovándose cuando les corresponde y se eliminen los elementos díscolos o defectuosos. Pero las células tumorales aprenden a desactivar todos estos mecanismos de defunción. Por ejemplo, muchas células cancerosas han perdido una proteína de la familia de las caspasas, que son una especie de tijera necesaria para la destrucción que tiene lugar durante la apoptosis. Otros cánceres presentan una sobreactivación de una proteína que inhibe esta muerte programada. Precisamente, muchos de los genes alterados en el cáncer participan en las vías de muerte celular. Una forma en la que actúan algunos tratamientos anticancerosos es encontrando la manera de inducir de nuevo esta muerte ordenada de las células malas.

Ahora que hemos echado un vistazo a escala microscópica, volvamos al punto de partida. Pensemos en todo el organismo, en el tiempo, la edad y el riesgo de desarrollar un cáncer. Muchos factores pueden aumentar las probabilidades de tener un tumor: fumar, beber alcohol, la vida sedentaria, la obesidad, la radiación, los alimentos ultraprocesados, la contaminación atmosférica y la predisposición familiar o genética, entre otros. Todos estos procesos, hábitos o condicionantes acaban modificando nuestro material genético e inducen cambios asociados a las características cancerosas descritas en los párrafos anteriores. Pero, como decíamos al principio de este capítulo, el factor más vinculado al riesgo de tener un cáncer es hacerse viejo. En los países desarrollados, el pico de diagnóstico de cánceres está en personas de unos sesenta y dos años. Una observación interesante es que buena parte de los nonagenarios y centenarios mueren sin cáncer, lo que indica que seguramente presentan algunos modificadores que los hacen resistentes a la aparición de tumores.

Exceptuando los casos extremos, la relación es clara: a mayor edad, mayor riesgo de tener un cáncer. La explicación más sencilla quizá sea también la más acertada. Cada día nuestras células se multiplican y están sometidas a daños que les llegan por todas partes. En todo momento de este proceso pueden introducirse errores en la maquinaria, una pequeña piedra en el engranaje del reloj que puede tener consecuencias nefastas (en este caso, una mutación que inicie el proceso del cáncer). Una persona de sesenta y dos años ha vivido tantos días que ha comprado muchos billetes de lotería para que se introdujeran estos defectos en sus genes y en sus células. Los mecanismos de corrección de errores, como los métodos de reparación del ADN, no funcionan tan bien con el paso del tiempo, ya no es posible tapar todas las vías de agua y el barco se hunde. Además, nuestras defensas, que siempre habían estado alerta contra las células anormales, han bajado la guardia también debido a la edad. Nuestro sistema inmunitario, menos efectivo que cuando era joven, ya no las reconoce como células transformadas. Y así es como, después de tantos años, los errores se mantienen en las células y no hay manera de borrarlos.

Además, debemos tener presente otra cosa: los tumores no aparecen de un día para otro, como las infecciones. Los cánceres son procesos que suelen durar decenios desde la primera mutación, y por eso también son mucho más frecuentes a partir de la segunda mitad de la vida, cuando ya ha pasado tiempo suficiente para que se produzcan todos los cambios. Esto también significa que tenemos muchas oportunidades para intervenir, siempre y cuando haya habido un diagnóstico lo suficientemente precoz. En los últimos tiempos hemos visto avances en esta área de la medicina que han salvado muchísimas vidas. Una lesión diagnosticada en fase aún premaligna o delimitada en una zona muy pequeña (lo que técnicamente se llama *in situ*) es curable al cien por cien.

Todo esto no encaja con el cáncer infantil. ¿Cómo es posible que personas que no han vivido el tiempo suficiente para acumular alteraciones en la maquinaria celular tengan tumores? Lo primero que debemos comentar a este respecto es que los cánceres en niños son muy poco frecuentes, aunque oímos hablar mucho de ellos porque son casos especialmente impresionantes. El segundo punto que debemos mencionar es que sus tumores son distintos de los de los adultos. Pertenecen a estirpes celulares diferentes. En las personas mayores, por ejemplo, son más frecuentes el cáncer de pulmón, colon o mama, mientras que en los niños se dan tumores en los músculos y en los huesos (los denominados sarcomas) y determinados tumores del sistema nervioso central y de la sangre. En este sentido, se cree que estos tumores en la infancia son lesiones del desarrollo embrionario, fetal y neonatal, y por lo tanto están condicionados desde el nacimiento. A diferencia de ellos, los tumores del adulto estarían más relacionados con el medio ambiente y su interacción con la edad, la cantidad de días vividos y la huella que dejan los tóxicos en nuestro engranaje molecular y celular.

Quizá el tumor más relacionado con el envejecimiento sea el cáncer de próstata, cuya probabilidad aumenta de forma exponencial superados los cincuenta años. Es un cáncer de crecimiento lento, y por eso se puede vivir con él sin saberlo durante décadas. En realidad, se cree que si hiciéramos una autopsia a todos los hombres mayores de ochenta años y miráramos su próstata al microscopio, encontraríamos casi en el cien por cien de los casos un pequeño cáncer. Esta hipótesis procede de estudios realizados en hombres que han muerto por otras causas, por ejemplo una enfermedad cardiaca: a partir de cierta edad, todos tenían la semilla, más o menos incipiente, de un cáncer de próstata.

Debemos tener presentes otros dos conceptos relacionados con el tiempo y el cáncer. Uno es la idea de que nuestro cuerpo tiene unos ritmos diarios que modulan la actividad del metabolismo y el sistema inmunitario. Este concepto ha dado origen a la idea de que la efectividad de los tratamientos contra el cáncer (sobre todo los más clásicos, la quimioterapia y la radioterapia) depende de la franja del día en que se administran. Esta hipótesis afirma que su eficacia es diferente si se administran por la mañana, en mitad del día o por la tarde. Esto ha recibido el nombre de cronoterapia. Es difícil demostrarla y todavía resulta más complicado implementarla de forma práctica debido a la rigidez de los sistemas sanitarios. De aquí también podría concluirse que nuestros tejidos y órganos sanos manifiestan cambios en sus funcionalidades dependiendo del ciclo sueño-víspera. En este sentido, alteraciones de este ritmo (que se llama circadiano) podrían asociarse al desarrollo de enfermedades diversas, entre ellas el cáncer. Hasta hace poco se creía que estos cambios noche-día solo afectaban al cerebro, pero hoy sabemos que llegan hasta los lugares más remotos de nuestra anatomía. Sin embargo, en esta coordinación se produce una nota discordante: las células cancerosas se saltan este orden porque siempre están, en su inmensa mayoría, en estado de «vigilia», y esto lo consiguen inactivando los genes responsables del reloj diurno (por ejemplo, los genes BMAL1 y PER). ¿Podemos intervenir en este proceso «durmiendo» las células transformadas para que sean menos agresivas? ¿Podemos hacerlas volver al ciclo fisiológico sueño-vigilia? ¿Y si lo hiciéramos a escala global? ¿Afectaría a la longevidad de una persona?

El efecto del envejecimiento y el paso del tiempo sobre el cáncer es complejo, y sus implicaciones en la longevidad de una persona también son diversas. Quizá vale la pena incidir en un aspecto: el cáncer es joven. Si analizamos la edad biológica de un tumor y la comparamos con la de los tejidos y órganos sanos del paciente, veremos que esta masa aberrante está rejuvenecida. En el desarrollo de una persona sana, pasamos a lo largo de unos años de una fase embrionaria a un individuo con todos sus sistemas especializados. Es decir, vamos desde un estadio indiferenciado (en el que encontramos células madre y progenitoras) hasta un grado de diferenciación de los tejidos muy elevado. Hemos cambiado de un estado celular con el enorme potencial de originar cualquier linaje celular a una estructura muy sofisticada pero más estable. De la inmadurez de una célula totipotente (que puede convertirse en cualquier cosa) a los mecanismos rígidos y muy regulados que coordinan los tejidos. Pero este camino puede hacerse en sentido contrario, como nos demuestra el cáncer.

En un cáncer, partimos de unas células que se deshacen de su diferenciación celular, pierden sus características propias y vuelven a la niñez, a esa fase primaria de inmadurez en la que todo es posible. Es decir, un tumor vuelve a ser una estructura poco diferenciada que expresa proteínas propias de células madre y progenitoras. Si medimos parámetros bioquímicos o moleculares asociados al envejecimiento, veremos que estas células cancerosas vuelven, en efecto, a ser jóvenes. Es un ejemplo más de que el proceso de envejecimiento no es necesariamente unidireccional: la naturaleza nos enseña que se puede ir también en sentido contrario y «rejuvenecer» los tejidos.

Pero ¿a qué precio? Como los niños y los adolescentes, las células rejuvenecidas de esta manera son voraces, no dejan de crecer y de moverse, como es propio de su naturaleza anárquica e inquieta, y acaban invadiendo localizaciones vecinas y escapándose por los vasos sanguíneos. Una vez introducidas en la corriente sanguínea, generan metástasis, los tumores satélite que aparecen a distancia y que, en la gran mayoría de los casos, son los que matan al paciente.

¿Existe alguna manera de aprender los trucos de estas células malignas en lo relativo a vencer la tiranía del tiempo sin tener que rendirnos a sus deseos? Imaginemos que pudiéramos recorrer este camino de vuelta a la juventud sin tener que incurrir en los excesos asociados. La paradoja es que puede que una enfermedad mortal como el cáncer nos dé pistas esenciales sobre cómo mantener nuestras células jóvenes durante más tiempo. Muchos estudios de reprogramación celular están investigando esta vía. La idea en este caso es conseguir que las células viejas vuelvan a comportarse como células jóvenes al activar los genes que hacen que se parezcan más a las células madre (como los llamados factores de Yamanaka, los genes OCT4, SOX2, KLF4 y c-MYC), que es precisamente lo que hacen las células cancerosas.[52] Sería irónico que lo que hoy nos acorta la vida algún día nos la pueda alargar.

11

La relación entre los microbios y la salud

Los humanos somos más que el conjunto de nuestras células, porque en nuestro cuerpo viven millones de otros seres vivos. En nuestro intestino, en nuestra piel, en nuestra boca, en nuestro tracto respiratorio y en muchas más localizaciones del organismo habitan muchos tipos diferentes de bacterias, virus y hongos, entre otras muchas otras clases de microorganismos. Como acabamos de ver, a este conjunto podemos llamarlo microbiota o microbioma (incluyendo en este último el viroma, que se limitaría a los virus). Estos dos términos a menudo se utilizan de forma intercambiable, aunque técnicamente la microbiota sería el conjunto de todos los microorganismos que viven en nuestro cuerpo, y el microbioma sería el conjunto de sus genomas (es decir, solo la información genética). Una proporción de esta flora la adquirimos ya en el canal del parto cuando nacemos, e investigaciones recientes indican que nacer por cesárea hace que se tenga un microbioma diferente del que se tendría si se hubiera nacido por vía vaginal, como mínimo de entrada. Después, todo lo que comemos y bebemos y las exposiciones ambientales y de conducta van enriqueciendo la diversidad de microorganismos que nos pueblan. El microbioma también cambia con la edad, y algunas desviaciones extremas pueden estar asociadas a enfermedades diversas.

Un ejemplo serían las patologías digestivas, en el amplio espectro que va desde el estreñimiento hasta los movimientos peristálticos excesivos, o el gran abanico de personas que va desde las que tienen problemas de absorción alimentaria y delgadez extrema hasta las que presentan diversos grados de obesidad. De hecho, está investigándose que algunos cambios en la flora intestinal podrían ser causa de muchos de estos trastornos, pero esto también nos permite pensar que podrían servir de diana de nuevos tratamientos, como la ingesta de probióticos, los productos que contienen una mezcla de bacterias «buenas».

Una de las terapias más sorprendentes que se han investigado en los últimos tiempos es el trasplante de heces de una persona sana. La idea es repoblar el colon con una población de bacterias beneficiosas y restablecer el equilibrio perdido. El primer tratamiento de trasplante fecal, comercializado por la compañía Seres Therapeutics, se aprobó en Estados Unidos en abril de 2023 para proteger a personas con un riesgo alto de sufrir infecciones por *Clostridium difficile*, una bacteria especialmente agresiva. Pese a que se trata de una terapia que todavía está en pañales, no debería sorprendernos que ya exista un mercado negro donde se pagan altos precios por heces de mujer joven vegetariana, que dicen que son las mejores. De hecho, algunos experimentos con animales realizados en el laboratorio del científico español Carlos López-Otín, en Oviedo, ya han demostrado que cambiar el microbioma de ratones que envejecen más rápido, utilizando un trasplante fecal de ratones jóvenes y sanos, hace que vivan más tiempo y con más salud,[53] lo que confirma el vínculo entre el microbioma y el envejecimiento.

Nuestro microbioma también desempeña un papel muy importante en la educación y el entrenamiento del sistema inmunitario. Se sospecha que la exposición a una amplia gama de microorganismos durante la infancia genera un sistema inmunitario más fuerte al llegar a la edad adulta, mientras que los niños que viven como «flores de invernadero», superprotegidos de los microbios, acaban teniendo defensas más débiles y sufriendo más infecciones graves cuando son mayores. Nuestro microbioma del colon también parece que participa en determinar la respuesta de los nuevos tratamientos del cáncer basados en la inmunoterapia, que precisamente intentan reactivar el sistema inmunitario. En este caso se ha descrito que el uso de antibióticos perjudica nuestra flora bacteriana y modifica la eficacia de los fármacos que hemos tomado para que nuestras defensas reconozcan las células tumorales y las eliminen.

En cuanto a las bacterias de la microbiota, cabe recordar que muchos de estos residentes fijos de nuestro intestino son «buenos» mientras no les demos la oportunidad de convertirse en «malos», como la *Escherichia coli*, que puede aprovechar cualquier descompensación para generar una enfermedad aguda. Y en el estómago podemos encontrar a menudo el *Helicobacter pylori*, que vive en este órgano en más de la mitad de la población mundial sin que en la mayoría de los casos ocasione ningún problema. Pero este microorganismo es una causa frecuente de las úlceras y está asociado a una pérdida de funcionalidad y al envejecimiento de este órgano. En la superficie de la piel, el estafilococo espera su ocasión, como un león camuflado en la sabana, y cualquier herida o fragilidad de nuestra dermis asociada a la edad le permite entrar y provocar una infección. Lo mismo sucede con los hongos. La *Candida albicans* es un hongo que actúa como «patógeno oportunista», que significa que en condiciones normales es un invitado de nuestras mucosas que se comporta de forma civilizada, pero el declive del sistema inmunológico a consecuencia de la edad hace que la *Candida* provoque infecciones molestas tanto en la vagina como en la boca, por citar dos de las localizaciones más típicas. Todos estos datos nos indican que el equilibrio, tanto cuantitativo como cualitativo, entre bacterias y células humanas va perdiéndose al envejecer, lo que contribuye a que aparezcan síntomas y las enfermedades asociadas a la edad.

Los virus y la relación con los procesos de envejecimiento merecen un comentario aparte. Los virus son organismos de estructura extremadamente sencilla, por lo que muchos se preguntan si son de verdad seres vivos. A nivel evolutivo, fueron las primeras entidades a partir de las cuales se desarrollaron las células primitivas. Suelen tener un material genético (ARN o ADN) y un envoltorio de proteínas que los protege. Una célula humana, en cambio, solo tiene como material genético el ADN (también tiene ARN, pero lo utiliza para otras cosas), que se encuentra dentro de una membrana compuesta básicamente por grasas, aunque también contiene proteínas y azúcares. En el caso de los virus, de forma similar a lo que sucede con las bacterias, tenemos algunos en nuestros tejidos que conviven constantemente con nosotros sin causarnos grandes problemas. Algunos incluso llevan miles de años con nosotros, hasta el punto de que trocitos de su genoma se han incorporado a nuestro ADN. Por suerte, estos elementos víricos suelen estar en silencio y no hacen nada. De vez en cuando, un fragmento salta de una zona del ADN a otra, y esto contribuye a diversificar nuestro genoma, lo que es positivo. A medida que van pasando los años, algunos de los mecanismos de que disponemos para reprimir estos fragmentos de virus insertados en nuestro genoma desde hace muchísimas generaciones empiezan a dejar de realizar su función. Y la reactivación de estos elementos (que podríamos llamar «endoparásitos moleculares») se asocia al desarrollo de roturas de los cromosomas y al aumento de la tendencia a sufrir infecciones y cáncer. Todos son también signos de la edad avanzada.

Más allá de estos restos víricos que hemos heredado de la

evolución, a menudo conviven con nosotros virus enteros. Un caso sería el virus de Epstein-Barr (con frecuencia conocido por sus iniciales en inglés, EBV). Se trata de un virus de ADN de tamaño relativamente grande. Se transmite a través del contacto de mucosas y fluidos, y la inmensa mayoría de los humanos están infectados por él, aunque en pocas células y con pocas copias del virus. Por lo tanto, no suele causar problemas. Pero cuando el virus se descontrola, provoca la llamada «enfermedad del beso» o mononucleosis, bastante común en adolescentes, como es fácil imaginar. Pero en determinadas situaciones vinculadas con una actividad reducida del sistema inmunitario, como en trasplantados, en inmunodepresiones asociadas a otros virus (como el del sida) o simplemente por la bajada de defensas que se produce en la vejez, el virus se convierte en tóxico. En algunos de estos casos, el EBV desencadena la formación de unos tumores llamados linfomas, que se ven a menudo en las personas mayores.

Debemos tener presente que hace poco se propuso que este virus omnipresente, cuando se reactiva, también podría estar asociado al desarrollo de la esclerosis múltiple, enfermedad neurodegenerativa muy debilitante que se manifiesta en oleadas progresivas de síntomas y para la que por desgracia las opciones terapéuticas son todavía escasas. Quizá podría prevenirse con una vacuna contra el virus EBV, que está casi a punto, pero de momento no se ha aprobado su implantación. Veremos qué sucede en un futuro cercano y si se confirma la participación de este agente viral en enfermedades neurológicas típicas de la edad avanzada.

Muchos otros virus causan enfermedades que pueden tener un impacto en el envejecimiento. Por ejemplo, los virus de las hepatitis A, B, C y D. Como puede deducirse por su nombre, tienen especial predilección por el hígado y, además de producir su inflamación y la pérdida de funcionalidad, pueden inducir la aparición de tumores (llamados hepatocarcinomas). La vacuna contra el virus de la hepatitis B y las nuevas terapias para tratar el ciclo celular del virus de la hepatitis C han sido grandes avances de los últimos años que han cambiado radicalmente el impacto de estas enfermedades en la población de edad avanzada. Pero todavía hay muchos portadores crónicos de algunos de estos virus, y estas personas sufren un deterioro progresivo de la salud, a menudo sin causa conocida hasta que se realiza la prueba del virus. Muchas acaban presentando cuadros de envejecimiento prematuro por la afectación de muchos órganos.

Por otra parte, existen virus habituales cuya infección se resuelve más rápidamente, como los virus sincitiales responsables de la bronquiolitis en niños y los rotavirus de las infecciones digestivas. Estos tienen poco impacto en acelerar la degeneración de los tejidos y no suelen requerir tratamiento. En otros casos sí puede producirse una intervención médica, como la infección por los virus del papiloma, principal responsable del cáncer de cuello de útero, el cuarto más frecuente y mortal en mujeres. Un 20 por ciento de estos cánceres se observan precisamente en mujeres que han superado los sesenta y cinco años. Los virus del papiloma suelen transmitirse en las relaciones sexuales y afectar el cuello del útero, la boca, la garganta y el ano. La infección tarda mucho tiempo en avanzar, y durante esta fase podemos detectar la lesión premaligna y extirparla. El cribado ginecológico anual ha salvado millones de vidas porque nos ha permitido anticiparnos al desarrollo del cáncer invasivo. Y la vacuna del virus del papiloma administrada en niños y niñas antes del inicio de la actividad sexual, que ya se ha desplegado en muchos países, contribuirá aún más a esta elevada tasa de supervivencia.

Especial atención merece el virus de la inmunodeficiencia humana (VIH), que en ausencia de tratamiento puede causar el síndrome de inmunodeficiencia adquirida o sida. Se trata de un virus de ARN que pasó a los humanos desde otros animales, una vía muy común de adquisición de nuevas enfermedades (que entonces reciben el nombre de zoonosis). Se transmite por vía sexual y sanguínea, y fue el causante de una gran mortalidad, sobre todo de adultos jóvenes, hasta que llegaron terapias efectivas basadas en los fármacos llamados retrovirales: no eliminan el virus, pero el número de partículas activas queda reducido al mínimo y en estado casi silente. Los tratamientos deben seguirse de forma continua para evitar el resurgimiento de la carga viral y tienen algunos efectos secundarios, pero han salvado millones de vidas. Estas terapias, fruto de un esfuerzo de investigación fenomenal que empezó en los años ochenta, han permitido que los portadores del virus alcancen tasas de supervivencia similares a las de la población no infectada. Si se hubiera conseguido desarrollar estos fármacos unos años antes, quizá todavía podríamos disfrutar de un concierto de Freddie Mercury y su banda, Queen.

Pero, ahora que los pacientes con VIH no mueren como antes, están surgiendo otras dificultades. Tener el virus de forma crónica puede comportar diversos problemas de salud, pero sobre todo parece que provoca el envejecimiento prematuro por motivos poco claros. No se trata de algo dramático, como si se quemara el cuadro de Dorian Gray y cada año vivido les cayera encima, pero sí presentan cambios progresivos que no son propios de su edad. Si utilizamos relojes moleculares que miden la edad biológica como los descritos en el capítulo anterior, por ejemplo alguno de los basados en las marcas químicas del ADN (como la adición del grupo químico metilo), podemos detectar que tienen una edad real superior al menos en diez años a la que muestra su documento de identidad. Este envejecimiento prematuro, y su posible impacto en una pobre calidad de vida futura, es un aspecto de investigación y atención sanitaria que deberemos afrontar a corto plazo.

Otro virus también detuvo el planeta hace un par de años y todavía no estamos seguros de si ha dado su último golpe. Nos referimos, claro está, al coronavirus SARS-CoV-2, responsable de la enfermedad llamada COVID-19. Surgida en un principio de China como otro ejemplo probable de zoonosis, ha tenido un impacto enorme no solo en la salud de las personas, sino también en las coordenadas políticas, económicas y sociales en las que se mueve el mundo. Su elevada frecuencia de contagio, sobre todo a partir de las gotitas que emitimos cuando hablamos, consiguió que se diseminara hasta el último rincón del globo terráqueo. Por suerte, a pesar del importante número de muertes a causa de la afectación pulmonar de la infección, no es un virus letal, como el Ébola u otros similares. Si imaginamos la combinación de una elevada transmisibilidad y una alta mortalidad, sería un jaque mate. Por suerte, es una suma que no suele darse en la naturaleza.

La mayoría de las infecciones por virus SARS-CoV-2 empiezan de forma asintomática o como máximo requieren tratamiento ambulatorio en la población general. Eso sí, el riesgo de afectación grave aumenta si existen enfermedades previas como cardiopatías, patologías del pulmón, diabetes y obesidad. Y edad avanzada. Podemos pensar que los ancianos empiezan a estar en una situación límite en cuanto a su nivel de defensas y al funcionamiento de varios órganos. Un empujón, por leve que sea, les provoca cuadros clínicos graves. No es tan diferente de los problemas que causa el recalcitrante virus de la gripe, que cada año muta, nos visita con una nueva cara y provoca auténticos estragos en nuestros mayores. Como sucede con la gripe, en el caso de la COVID-19 la vacunación es una buena estrategia para prevenir los casos críticos de la enfermedad, sobre todo en personas vulnerables.

Podemos pensar que el virus SARS-CoV-2 es responsable directo del daño en los tejidos que causan los problemas de salud, pero a menudo observamos que las lesiones de los pacientes de COVID-19 se deben a una reacción inflamatoria e inmunitaria demasiado fuerte del cuerpo contra el virus. Nos hemos pasado de frenada. Esta respuesta exagerada a veces puede ser tan excesiva que acabe afectando al corazón, los riñones y otros órganos alejados de las vías respiratorias, como sucede en el cuadro poco frecuente en niños llamado síndrome inflamatorio multisistémico pediátrico (MIS-C). Por lo tanto, son muchas las formas en que el virus de la COVID-19 acaba causando alteraciones en nuestros tejidos. Una especialmente interesante es que la infección por SARS-CoV-2 parece inducir un rápido envejecimiento de la célula que infecta.[54] Estos datos se han obtenido utilizando diferentes medidores de la edad biológica, entre ellos los relojes epigenéticos antes mencionados. En los enfermos de COVID-19, por suerte, este envejecimiento prematuro de las células suele revertirse cuando la enfermedad se resuelve de forma satisfactoria.

Este hallazgo refuerza la idea de lo plásticas y dinámicas que son nuestras células y de que podríamos no solo detener los procesos de envejecimiento, sino incluso hacerlos retroceder en el tiempo. Sin embargo, se ha observado que determinados pacientes presentan en los tejidos «cicatrices moleculares» propias de la edad avanzada después de la infección. Es decir, no han vuelto del todo a las marcas biológicas de su verdadera edad. Puede que los pacientes con secuelas o con COVID-19 de larga duración o persistente sean precisamente los que presentan envejecimiento prematuro en las células. Es decir, teniendo en cuenta que la COVID-19 puede acelerar el envejecimiento, los pacientes que tienen casos más graves o secuelas más duraderas podrían ser los que más han envejecido, desde el punto de vista biológico, por culpa de la infección.

Esta es una línea de investigación muy activa, sobre todo por la posibilidad de volver a un estado de edad correcto utilizando fármacos que reviertan este envejecimiento.

En resumen, conocemos diversas infecciones que tienen un efecto en las células y los tejidos que afectan durante el envejecimiento. Esto, y el hecho de que el microbioma varíe con la edad y dependa de la manera de envejecer, hace pensar que los microbios influyen en los cambios que observamos durante el envejecimiento, aunque todavía no entendamos del todo el papel que desempeñan.

CUARTA PARTE

Vivir más y mejor

12

¿Se puede «curar» el envejecimiento?

Hasta ahora hemos resumido lo que sabemos del proceso de envejecimiento y hemos visto cómo se produce por culpa de una serie de mecanismos biológicos muy complejos pero no necesariamente inflexibles e inevitables. Tenemos ejemplos, en el ámbito tanto de las células como de los organismos completos, de que se puede luchar con éxito contra los efectos del paso del tiempo.

Si queremos encontrar la manera de ralentizarlo, detenerlo o incluso revertirlo, debemos descubrir cómo modificar las marcas del envejecimiento que hemos mencionado antes y que ahora describiremos con más detalle. Esta aproximación biológica al problema es la que con mayor probabilidad puede aportarnos más soluciones útiles. Así pues, de forma genérica, las posibles estrategias antienvejecimiento deberían centrarse en estos doce grupos:

- *Terapias antisenescentes.* Si una de las principales causas del envejecimiento es que se acumulan células senescentes, una solución obvia podría ser eliminarlas de los tejidos. Esto se ha visto que funciona en ratones.[55] Si evitamos que se acumulen células senescentes mediante la manipulación genética, los animales viven más y con menos trastornos asociados a la vejez. Para conseguirlo en humanos, primero habría que detectar estas células, lo que no es tan fácil, para poder diseñar fármacos que las destruyan. Así pues, el primer paso es encontrar buenos marcadores de senescencia.[56]

- *Terapias con células madre.* Sustituir las células madre que han quedado inactivas por otras «frescas». Inyectar células madre sería la versión más directa de esta idea, pero conlleva más complicaciones que beneficios, ya que incluso puede llegar a formar cánceres. Últimamente se han encontrado maneras de conseguir que las células normales se comporten como si fueran células madre, y parece que funciona para mejorar el envejecimiento, al menos en animales de laboratorio.

- *Eliminar las células con el ADN dañado.* Para evitar la marca de la inestabilidad genómica, propia de las células envejecidas, en lugar de pensar en reparar el daño, que es complicado, lo mejor es eliminar las células afectadas. Algunos tratamientos lo permiten, pero no es fácil dirigirlos a las células adecuadas, y por eso tienen importantes efectos secundarios.

- *Alargar los telómeros.* Si la longitud de los telómeros mide la juventud de una célula, alargarlos podría ser una solución para frenar el envejecimiento. Una vez más, la preocupación aquí serían los posibles efectos secundarios.

- *Fármacos epigenéticos.* Actuarían sobre los cambios epigenéticos propios de la edad dando marcha atrás a los relojes epigenéticos que hemos descrito antes. Estos fármacos ya existen, pero todavía no está claro cómo se pueden «limpiar» específicamente las marcas epigenéticas de las células viejas sin afectar a las que son útiles.

- *Tratamientos mitocondriales.* Suponen la destrucción de mitocondrias viejas, implantación de mitocondrias nuevas, etcétera. De momento no disponemos de fármacos concretos que lo hagan con la suficiente eficacia.

- *Limpiar las proteínas viejas.* Podríamos intentar reparar o simplemente eliminar las proteínas que se deterioran con la edad. Varios experimentos iniciales en moscas y gusanos demuestran que estas intervenciones alargan la esperanza de vida, pero es otra estrategia complicada.
- *Tratamientos relacionados con la nutrición.* La restricción calórica es la intervención antienvejecimiento que conocemos desde hace más tiempo. Y funciona, al menos en animales. Pero veremos más adelante que no es tan sencillo aplicarla en los humanos.
- *Factores que modulan la comunicación entre células.* Entrarían en este grupo los posibles factores de rejuvenecimiento presentes en la sangre, las hormonas, etcétera. Un campo muy prometedor, pero aún en sus fases iniciales de estudio.
- *Reducción de la inflamación.* Podrían utilizarse, por ejemplo, antiinflamatorios para reducir todos los componentes relacionados con señales de inflamación que observamos en el envejecimiento. Pero son fármacos inespecíficos que pueden tener un impacto en muchos otros procesos.
- *Restablecer el equilibrio de la microbiota.* Como en todos los procesos en los que interviene la microbiota, «trasplantar» microbios de personas sanas o administrar pastillas con los microbios «buenos» podría tener efectos positivos. Pero es más fácil decirlo que hacerlo, incluso si sabemos qué cambios debemos buscar, porque manipular la microbiota de la manera deseada es complejo. Varios experimentos en peces demuestran que si se trasplanta la microbiota de animales jóvenes a viejos, estos viven más.
- *Fomentar la autofagia.* Se conocen varios compuestos que pueden activar la autofagia, un mecanismo de mantenimiento que falla con la edad. Pero de momento son fármacos poco específicos y difíciles de controlar.

En estos momentos, muchos de estos posibles tratamientos todavía son meramente teóricos, pero otros ya están en fases de investigación bastante avanzadas. En las páginas siguientes abordaremos las estrategias que presentan más posibilidades de éxito y las que ya sabemos que no están teniendo los efectos esperados.

Cuando hablamos de terapias antienvejecimiento es importante recordar dos cosas. La primera es que todavía no se ha demostrado científicamente que lo que hemos conseguido en células o en animales de laboratorio funcione del mismo modo en humanos. Por lo tanto, debemos ser conscientes de que en el mercado no hay ninguna pastilla, tratamiento, intervención o manipulación que sepamos a ciencia cierta que ralentiza o frena el envejecimiento, aunque en algunos casos nos lo vendan así. Esto no quiere decir que, en un futuro más o menos cercano, no descubramos un método (incluso que veamos por fin que alguno de los que ahora estamos estudiando funciona), pero ese momento todavía no ha llegado. La ciencia es lenta por necesidad; para llegar a una conclusión debemos estar muy seguros. Por eso tenemos que ser pacientes y dejar que los expertos hagan su trabajo antes de lanzarnos de cabeza a tratamientos que no sabemos qué efecto tienen.

Lo segundo que debemos tener presente es que la mayor parte de la investigación del envejecimiento se centra en buscar maneras de aumentar la salud, es decir, de fomentar un envejecimiento saludable. Alargar la esperanza de vida no suele ser el principal objetivo de estos experimentos, sino que lo que buscamos es sobre todo que pasemos los años que vivimos en las mejores condiciones posibles. Por lo tanto, se trata de una cuestión más de calidad que de cantidad (como dice un conocido eslogan: «No se trata de añadir años a la vida, sino vida a los años»).

Naturalmente, una cosa llevará a la otra y, si envejecemos

mejor, es muy probable que también vivamos más, pero las prioridades de los científicos en este campo son claras. Y es un objetivo importante: la esperanza de vida ha ido aumentando de forma progresiva desde el siglo pasado, pero lo que en realidad hemos hecho ha sido añadir años de mala salud. A partir de los sesenta años, la posibilidad de tener enfermedades crónicas o graves se incrementa mucho, y con una esperanza de vida media cercana a los ochenta años, lo que hacemos es aumentar el número de enfermedades que tenemos. Vivimos más, sí, pero el tiempo que hemos ganado lo pasamos enfermos o al menos en condiciones que no son óptimas. Ahora tocaría hacer una mejora en el otro sentido: que cuando tengamos setenta años, nuestro cuerpo funcione como cuando teníamos cincuenta, como mínimo.

Si nos obsesionamos con la longevidad sin pensar en la calidad de vida, podríamos cometer el mismo error que Titón, hijo del rey de Troya, que enamoró a la diosa Eos y le pidió la inmortalidad. Gracias a la intervención de Zeus, Eos se la concedió. Pero olvidó un pequeño detalle: pedir también la juventud eterna. Así pues, Titón vivió para siempre, como anhelaba, pero fue envejeciendo, arrugándose y encogiéndose hasta acabar convertido en una cigarra inmortal. Esta fábula griega nos advierte que de nada sirve incrementar sustancialmente la esperanza de vida si no conseguimos además evitar los procesos degenerativos propios de la edad. En caso contrario acabaríamos como Titón, condenados a vivir en un cuerpo estropeado y deseando que nos llegara la muerte. Por lo tanto, debemos intentar no solo vivir más, sino sobre todo vivir mejor. El objetivo final de las posibles terapias antienvejecimiento debería ser una combinación de ambas cosas.

Cuando los primeros fármacos antienvejecimiento lleguen por fin al público, lo que seguro sucederá en las próximas décadas, con toda probabilidad estarán destinados a tratar las enfermedades vinculadas al envejecimiento, no a luchar contra lo que llamamos envejecimiento saludable o normal. Por ejemplo, ya están probándose en ensayos clínicos compuestos para eliminar células senescentes en enfermos de cáncer. El objetivo en este caso no es frenar el envejecimiento de estas personas, sino reducir los efectos negativos de las células viejas en los tumores, que contribuyen a las recaídas. Es cierto que, en la práctica, será una manera de alargar la vida con un fármaco que interfiere en los mecanismos del envejecimiento, pero no es la «píldora de la vida eterna» que todos imaginamos cuando hablamos de terapias *antiaging*. Esto tardará más en llegar, tanto por la complejidad del objetivo como por el hecho de que estos tratamientos deberán tener prácticamente cero efectos secundarios, porque se administrarán a personas en principio sanas. Y ya sabemos que eso resulta muy difícil de conseguir. Por esta razón, es muy probable que los fármacos y los procedimientos que mencionaremos en esta parte del libro se utilicen antes para tratar enfermedades asociadas al envejecimiento que para combatir el propio envejecimiento, aunque sin duda una cosa acabará llevando a la otra.

13

El efecto de la dieta

A principios del siglo xx, justo cuando empezaba a investigarse en busca de intervenciones que frenaran el envejecimiento, mucho antes de entender los mecanismos biológicos que participan en el proceso, se descubrió un fenómeno curioso que todavía ahora estamos intentando entender: si hacemos que un animal de laboratorio pase hambre, vive mucho más de lo normal. Es lo que llamamos restricción calórica. No se trata de una dieta como las que quien más, quien menos ha hecho alguna vez en la vida, sino de un régimen muy severo que coloca a los animales en una situación cercana a la desnutrición. De todas las intervenciones que se han probado para frenar el envejecimiento en animales, esta es la que tiene efectos más espectaculares y más reproducibles en todo tipo de especies, desde moscas y gusanos hasta primates. Además, esta restricción calórica severa podría tener otros efectos, como reducir la incidencia de determinadas afecciones (cáncer, enfermedades autoinmunes y renales, diabetes...), lo que también contribuiría a alargar la longevidad.

Los primeros experimentos de restricción calórica se llevaron a cabo en moscas en la década de 1920, aunque pasaron bastante inadvertidos. Primero se intentó frenar el envejecimiento de estos insectos bajando la temperatura para ralentizar el metabolismo, que ya se sospechaba que tenía algo que ver con el envejecimiento. Funcionó (es otra manera de extender la longevidad, aunque poco práctica cuando pensamos en hu-

manos). Después, en 1928, se puso a prueba la restricción calórica como alternativa para conseguir el mismo efecto sobre
el metabolismo de una forma más práctica. Y, en efecto, se
observó que los insectos vivían más tanto a temperaturas más
bajas como cuando pasaban hambre.

Los resultados iniciales no fueron demasiado espectaculares,
pero después se observó que podían conseguirse efectos más
importantes si la dieta era más severa. Con el tiempo se demostró que el sistema funcionaba también en mamíferos, desde ratas
hasta perros, lo que hizo que se le empezara a prestar más atención. Estos primeros experimentos en mamíferos los llevó a
cabo el gerontólogo Clive McCay, de la Universidad de Co-
lumbia, en Nueva York, en los años treinta del siglo pasado.
En el caso de los roedores, si se los somete a una dieta muy
restrictiva de forma intermitente, pueden llegar a vivir hasta el
doble que los que comen todo lo que quieren.

Estos descubrimientos dieron lugar a una teoría del envejecimiento más centrada en el metabolismo que decía que los
organismos podrían gastar determinada cantidad de energía a
lo largo de la vida; cuando esta se agota, el animal acaba mu-
riéndose. Si una especie tiene un metabolismo rápido y gasta
mucha energía, tendrá una esperanza de vida media más baja
que otra especie que consuma poca para realizar sus tareas
diarias. Por ejemplo, las musarañas, uno de los mamíferos más
pequeños, no suelen vivir más de dos años. Y precisamente
tienen un metabolismo muy acelerado, lo que las obliga a comer a diario el equivalente a un 9 por ciento de su peso corporal. Según esta visión, la cantidad de energía disponible para
gastar estaría en buena medida determinada por factores genéticos, diferentes no solo entre especies, sino también, dentro
de unos límites, entre individuos de una misma especie. Por lo
tanto, sería una de las hipótesis que decíamos que consideran
que el envejecimiento es un proceso predeterminado. Esta teo-

ría metabólica del envejecimiento la enunció por primera vez el biólogo estadounidense Raymond Pearl en 1928. Como todas las demás teorías clásicas que hemos mencionado, es poco probable que por sí sola permita justificar todos los cambios que observamos en el envejecimiento, pero sin duda contribuye a explicar una parte del proceso.

Quizá lo más curioso es que estos efectos «protectores» que aparecen cuando los animales pasan hambre son evidentes tanto en organismos simples, como la levadura, como en otros más evolucionados, como el gusano e incluso los mamíferos. Casi todos los animales examinados responden de forma similar. Esto significa que la restricción calórica es un mecanismo que se ha conservado de manera notable a lo largo de la evolución, y por lo tanto es probable que apareciera pronto en el árbol genealógico común de los animales. ¿Por qué tantas especies han desarrollado esta reacción a la falta extrema de comida? Probablemente porque otorga una ventaja a la hora de sobrevivir y procrear. Una hipótesis para explicarlo sería que cuando el ecosistema no tiene suficientes recursos para alimentar a los animales que viven en él, estos optan por reducir al mínimo su metabolismo, la cantidad de energía que consumen, y procuran así sobrevivir el máximo tiempo posible hasta que las condiciones mejoren. Los animales que tienen problemas para alimentarse también suprimen sus actividades reproductivas para evitar gastos de energía inútiles: engendrar es costoso en términos energéticos, y además es preciso garantizar que las crías crezcan en un entorno con el alimento suficiente para sobrevivir. Así pues, la longevidad y el descenso de la natalidad como respuesta a la falta de comida significaría una estrategia de la evolución para que la máxima cantidad de individuos de una especie pueda aguantar hasta que lleguen tiempos mejores.

Todos estos experimentos invitan a pensar que en humanos debería suceder lo mismo. Una pista en este sentido podrían ser unos estudios realizados en Okinawa,[57] Japón, donde la población suele hacer mucho ejercicio y comer poco. De hecho, Okinawa es una de las llamadas «zonas azules», regiones en las que las personas viven por término medio más que sus compatriotas y vecinos inmediatos por motivos que no están del todo claros. Se han sugerido unas cuantas (Cerdeña, la península de Nicoya en Costa Rica, la isla de Icaria en Grecia, y la ciudad de Loma Linda en California) a partir de unos trabajos publicados a principios de este siglo,[58] aunque es un concepto discutido y todavía no validado sobre el que no se ha encontrado una explicación científica. Cuando los habitantes de Okinawa emigran y adoptan las costumbres occidentales, aumentan de peso y su esperanza de vida media disminuye hasta diecisiete años. Esto sugeriría que, al menos en estos individuos, la dieta del lugar de origen era el principal factor protector: comer menos podría haber contribuido a mantenerlos más jóvenes. Pero también muchos otros parámetros no relacionados con el envejecimiento podrían explicar estos resultados (la obesidad en sí misma es responsable de muchas enfermedades que acortan la vida), por lo tanto, no es fácil sacar conclusiones tan directas de estos datos.

Así pues, la respuesta sobre los efectos de la dieta en la longevidad de los humanos todavía no está del todo clara. Para empezar, nunca se ha observado una correlación directa entre el peso y la longevidad, que sería de esperar si el metabolismo fuera un factor tan importante. Muchos de los individuos que llegan a los cien años no están delgados, sino todo lo contrario, lo que confirmaría que en edades extremas los genes son más importantes que los factores modificables como las dietas. Una explicación podría ser que nuestro metabolismo es mucho más lento que el de todos los animales en los que se ha observado que la restricción calórica funciona, por lo que quizá los humanos no seamos tan sensibles como ellos a la falta de nutrientes. Una mosca y un gusano viven mucho menos que un humano y deben adaptarse rápidamente a su entorno si, como decíamos antes, las condiciones llegan a ser demasiado hostiles. En estos casos sí sería lógico que el metabolismo se frenara para alargar la vida y buscar una solución. Pero la importancia de este efecto sería más dudosa en organismos con metabolismos más complejos y menos dependientes del entorno, como el nuestro, que seguramente no son tan flexibles ni modificables.

Por todos estos motivos, hay quien discute que la restricción calórica funcione en primates (incluso en los mamíferos de forma genérica, aunque a menudo tiene efecto sobre la longevidad en ratones de laboratorio, en otras ocasiones no es tan evidente, y en algunos experimentos con ratones salvajes no se ha observado ningún cambio). Lo cierto es que los experimentos con monos no han aportado datos concluyentes. Un estudio muy completo que duró veinticinco años[59] (probablemente el más largo realizado jamás en este campo) llegó a la conclusión de que una reducción importante de las calorías que se ingieren a diario (hasta un 30 por ciento en este caso) no tiene ningún impacto en los monos. Sí se observó que en ocasiones la dieta mejoraba el estado de salud de los animales, por ejemplo, provocando un descenso de las probabilidades de tener un cáncer. Pero parece que en estos casos estaríamos aumentando al mismo tiempo el riesgo de que surjan otros problemas, como la reducción de la capacidad de reparar heridas o el aumento de osteoporosis y otras enfermedades asociadas a la vejez. De esta forma, los posibles efectos positivos de la restricción calórica sobre el envejecimiento podrían quedar contrarrestados por la aceleración de algunos trastornos asociados a la vejez.

Debemos insistir en que cuando hablamos de restricción calórica en este contexto nos referimos a una reducción permanente de un 30 o un 40 por ciento (en algunos experimentos de hasta un 60) de la ingesta normal de alimentos. En humanos podrían llegar a ser menos de 1.400 calorías al día para los hombres y 1.120 para las mujeres. No es fácil ponerla en práctica, y menos si debe mantenerse de por vida. Algunas variantes sugieren el ayuno intermitente (por ejemplo, dos días seguidos de ayuno total al mes, un día a la semana, cinco días a la semana, etcétera). Esto podría ser más tolerable y más parecido a lo que hacían nuestros antepasados: comer mucho cuando se había cazado un animal y muy poco hasta que caía la siguiente presa. Uno de los inconvenientes es que, cuando nos acercamos al 50 por ciento de restricción, empiezan a producirse efectos negativos que provocan el resultado contrario: la bajada en picado de la esperanza de vida a causa de los problemas asociados a la desnutrición, que pueden llevar incluso a la muerte. Así pues, el margen de restricción calórica en el que los beneficios serían positivos parece muy estrecho, por lo que es relativamente fácil quedarnos cortos o pasarnos y hacernos daño.

Algunos expertos han sugerido que lo que en realidad debería regularse es la composición de la dieta, no el recuento total de calorías. Es posible que los efectos beneficiosos se observen cuando se reduce la cantidad de grasa que se come, por ejemplo. En otros casos se ha sugerido que lo que funcionaría sería una dieta con menos proteínas y más carbohidratos (justo lo contrario de algunos regímenes que se han puesto de moda en las últimas décadas), como ya se ha observado en moscas y en ratones. En concreto en ratones, la proporción que parece tener más efecto sobre la longevidad es la de trece dosis de carbohidratos por una de proteínas, mientras que si se quiere potenciar la capacidad sexual de los animales, funciona mejor una dieta cercana al equilibrio entre ambos. También hay expertos que creen que lo que observamos en todos estos experimentos son las consecuencias de mantener un peso equilibrado, lo que no necesariamente exige una restricción calórica severa ni alterar las proporciones de la dieta, sino que puede conseguirse combinando una dieta normal equilibrada con algo de ejercicio constante.

De momento, uno de los pocos estudios sobre los efectos a largo plazo de la restricción calórica en humanos, en el que se puso a prueba una dieta que reducía el 15 por ciento de calorías a lo largo de dos años, ha demostrado que lleva a una pérdida de peso, como era de esperar, así como a un descenso del estrés oxidativo porque se aprovecha mejor la energía.[60] Parecen cambios positivos para la salud, pero no significa necesariamente que tengan un efecto a la hora de ralentizar los mecanismos del envejecimiento.

En cualquier caso, una alternativa más práctica a la restricción calórica y las dietas derivadas sería encontrar un fármaco que produjera el mismo efecto en el organismo sin tener que pasar por el calvario y los peligros del hambre. La idea pasa por descubrir qué interruptor biológico enciende o apaga la restricción calórica en las células para ver si existe alguna sustancia química que haga lo mismo. En este sentido, se ha observado que uno de los efectos de la restricción calórica es la disminución de los niveles de la hormona IGF1, o cambios en los niveles de las proteínas TOR, FOXO, PI3K o PKA. En los últimos años ya se han encontrado varias sustancias que podrían actuar de forma similar en estas vías.

Por ejemplo, sabemos que los antidepresivos alargan la vida de los gusanos. Al parecer, de algún modo hacen creer a los organismos que están a dieta, lo que activa una serie de reacciones muy parecidas a las que se observan si se les reduce la alimentación. Este tipo de hallazgos suele realizarse «a ciegas»: se prueba una biblioteca inmensa y muy variada de compuestos químicos en animales y se comprueba cuáles de ellos tienen el efecto deseado. En un experimento clásico[61] se probaron casi noventa mil sustancias en gusanos, y al menos un centenar parecía alargar la vida, por lo que es posible que varios tipos de compuestos influyan en estos mecanismos. El problema, claro, es encontrar uno que funcione en humanos.

Este tipo de investigaciones nos ha llevado a descubrir una

familia de proteínas que ha adquirido una relevancia especial, porque podría proporcionar la mejor explicación de los efectos de la restricción calórica. Son las sirtuinas, que se fabrican a partir de un grupo de genes similar al que llamaron *sir-2* cuando se descubrió por primera vez en gusanos. La mayoría de los organismos tienen una forma u otra de sirtuina, desde la levadura hasta los humanos, pasando por las moscas y los ratones. La versión humana se llama SIRT, y hay siete diferentes. La más parecida a la *sir-2* de los gusanos es la SIRT1. Aparte de esta, se ha observado que las SIRT3 y SIRT6 también tienen algo que ver con el envejecimiento. En todos los animales estudiados, las sirtuinas están relacionadas con más o menos intensidad con la restricción calórica y la longevidad, y el aumento de determinadas sirtuinas alargaría la vida de los organismos. Por ejemplo, en hombres sometidos a una dieta severa durante seis meses se observó que se les encontraba mayor cantidad de sirtuina en los músculos. Y si se eliminan los genes de las sirtuinas en ratones, estos dejan de responder a la restricción calórica. Así pues, parece que estas proteínas desempeñarían un papel importante en el proceso.

Se trataría entonces de encontrar una manera farmacológica de modificar la acción de las sirtuinas para conseguir prolongar la esperanza de vida sin tener que cambiar la dieta. Uno de los científicos más importantes en el estudio de las sirtuinas es Leonard Guarente, el primero que vio que estas proteínas alargaban la vida en las levaduras y los gusanos. Otro científico clave en este campo fue David Sinclair. Sinclair empezó a trabajar en el laboratorio de Leonard Guarente poco después de que este descubriera que las sirtuinas tienen algo que ver con el envejecimiento. Juntos publicaron los primeros trabajos que relacionaban las sirtuinas con la restricción calórica. Sinclair se marchó en 1999 para crear su propio laboratorio en la Universidad de Harvard. A partir de entonces, los grupos de Guarente y Sinclair empezaron a hacerse la competencia y a publicar teorías diferentes sobre la restricción calórica y las funciones de las sirtuinas. Además, Guarente fundó la empresa farmacéutica Elixir Pharmaceuticals, mientras que Sinclair constituyó Sirtris cinco años después, en 2004, ambas creadas con el objetivo de sacar provecho de sus descubrimientos y conseguir comercializar un fármaco que explotara las propiedades antienvejecimiento de las sirtuinas. En 2008, con solo un producto (el SRT501) empezando pruebas clínicas para utilizarlo en casos de diabetes y contra determinados cánceres, el gigante farmacéutico GlaxoSmithKline compró Sirtris por setecientos veinte millones de dólares. En 2010, una de las pruebas con el SRT501 tuvo que cancelarse abruptamente porque algunos de los voluntarios sufrieron un fallo renal. Esto y otros problemas hicieron que en 2013 GlaxoSmithKline cerrara Sirtris y trasladara a algunos de sus científicos a los laboratorios de la empresa madre. Sin embargo, GlaxoSmithKline sigue trabajando con alguno de los compuestos de Sirtris, como el SRT2379 y sobre todo el SRT2104,[62] que han dado buenos resultados en pruebas preclínicas, pero de momento ninguno de estos fármacos ha acabado siendo la codiciada píldora de la longevidad.

Tras varios años de disputas, Guarente y Sinclair hicieron las paces y reconocieron que sus investigaciones eran compatibles. Los motivos de esta reconciliación fueron en parte que ambos científicos necesitaban unirse para hacer frente común contra dos exalumnos de Guarente, Matt Kaeberlein y Brian Kennedy, que a partir de 2004 empezaron a proclamar que las sirtuinas no tenían nada que ver con la longevidad por restricción calórica ni en gusanos ni en moscas ni en mamíferos. El conflicto fue escalando hasta que entre 2010 y 2011 tuvo lugar una agria discusión en revistas especializadas en torno a este tema entre los partidarios de las sirtuinas y los que decían que su aumento no afectaba a la longevidad (pero que quizá sí podrían estar relacionadas con una mejora general de la salud). Al final, Guarente admitió que los resultados sobre el incremento de la longevidad de los gusanos eran menos espectaculares que los que había presentado originalmente (de un 30 por ciento de aumento a un 15 por ciento real), pero que todavía podían considerarse significativos. Aunque más moderada, la controversia sobre si las sirtuinas pueden ser una diana para fármacos antienvejecimiento continúa hoy en día, sobre todo porque las funciones de las siete sirtuinas humanas son difíciles de delimitar. Últimamente David Sinclair se ha convertido en una figura popular, en parte por algunas declaraciones polémicas en las redes sociales y también por proclamas triunfalistas que no siempre se apoyan en datos científicos sólidos.

Polémicas aparte, en la actualidad se siguen buscando por otras vías compuestos químicos que tengan un efecto similar a la restricción calórica. Uno podría ser la rapamicina, una sustancia aislada hace casi medio siglo a partir de una bacteria que vive en Isla de Pascua (también conocida como Rapa Nui, de ahí el nombre), que en algunos experimentos se ha observado que alarga la vida de animales de laboratorio, hasta un 15 por ciento en ratones, por ejemplo.[63] Este efecto se produce porque la rapamicina inhibe la proteína TOR y al mismo tiempo simula una especie de restricción calórica. El inconveniente es que la rapamicina «desconecta» también el sistema inmunitario en humanos, por eso desde hace tiempo se utiliza como inmunosupresor en trasplantes para evitar el rechazo de los órganos. Además, tiene otros efectos secundarios indeseables (provoca cataratas, diabetes…). De momento es poco probable que pueda utilizarse para frenar el envejecimiento, ya que los efectos negativos, en especial la bajada de defensas, serían demasiado peligrosos. Está estudiándose la posibilidad de modificarla químicamente para que siga inhibiendo la TOR sin efectos inmunosupresores, pero todavía no se han obtenido resultados positivos.

Por otra parte, el propio Sinclair, junto con Konrad Howitz, descubrió que el resveratrol, una molécula que se encuentra en el vino tinto, aparte de tener propiedades antioxidantes, también regula las sirtuinas, en concreto activando la SIRT1.[64] Además comprobaron que si se administra resveratrol a ratones obesos o sometidos a una dieta rica en grasas, viven hasta un 44 por ciento más. Esto significaría que el resveratrol podría no solo ayudarnos a luchar contra el envejecimiento, sino también protegernos de hábitos alimentarios perjudiciales. Algunos datos sugieren que podría servir incluso para controlar la diabetes. Debemos tener en cuenta que la cantidad de resveratrol que puede llegar a ingerirse con una dieta normal es mucho menor de la necesaria para ver estos efectos positivos en ratones (habría que beberse setecientas botellas de vino al día para conseguirla), así que cambiar la dieta para incrementar su consumo no sería suficiente. Además, todavía no se ha comprobado que el resveratrol tenga algún efecto en la esperanza de vida de animales sanos que sigan una dieta sin excesos, por lo que podría no tener ningún efecto a la hora de modificar el envejecimiento en personas normales. Algunas voces críticas discuten los experimentos originales de Howitz y Sinclair y afirman que el resveratrol en realidad no activa las sirtuinas, sino que sus efectos se observan sobre todo en otras proteínas. Aun así, el resveratrol ya se comercializa en pastillas, pese a que todavía no se conoce su eficacia real ni su toxicidad.

En resumen, los fármacos que simulan una restricción calórica son los que más están estudiándose y más prometedores parecen a la hora de conseguir un efecto antienvejecimiento, pero todavía no existe ningún candidato firme que pueda utilizarse en pacientes. No obstante, muchos expertos creen que este es el camino más prometedor para obtener una estrategia antienvejecimiento en los próximos años. Habrá que esperar para ver si más estudios aportan los datos que todavía no tenemos. Aun así, muchas personas toman suplementos como los mencionados o practican alguna forma de restricción calórica sin que se sepa qué efectos tiene en la salud. No es recomendable hacerlo, naturalmente.

De momento, como hemos dicho a lo largo de este libro, lo único que sabemos a ciencia cierta que puede alargar los años de buena salud, y de rebote la esperanza de vida, es seguir una dieta equilibrada y combinarla con ejercicio constante y moderado (y así mantener un peso saludable), a la vez que evitamos los tóxicos más habituales que conocemos (el tabaco, el alcohol, la polución…) y llevamos una vida social activa (que es más importante de lo que parece a la hora de fomentar la salud). No hay ninguna otra fórmula mágica.

Lo que comemos tiene una relación muy estrecha con los procesos del envejecimiento, está clarísimo, tanto por cómo influye en el metabolismo como también por sus efectos sobre el microbioma, que ya hemos visto que se relaciona directamente con la longevidad y la salud. Aún no sabemos si algunos ingredientes tienen mayor importancia a la hora de frenar el envejecimiento. Por ejemplo, en los últimos tiempos se ha comprobado que administrar suplementos del aminoácido taurina, cuya presencia en la sangre se ha demostrado que disminuye con la edad en muchas especies, puede alargar en torno al 10 por ciento la vida de los ratones.[65] Pero, como en tantos otros descubrimientos, no sabemos si sucedería lo mismo en los humanos. Volviendo a lo que decíamos antes, quizá sea más una cuestión de calidad que de cantidad, y algunos estudios sugieren que dietas que tradicionalmente se asocian a una buena salud, como la mediterránea, tienen también un efecto positivo a la hora de regular el envejecimiento, tanto para mantener este equilibrio metabólico óptimo como para fomentar el mejor microbioma posible.

14

Los antioxidantes

Si una de las teorías clásicas que explica el envejecimiento se centra en el mal que causan los oxidantes a diferentes niveles dentro de la célula (y que contribuiría a inducir marcas como la inestabilidad del ADN, la desestabilización de algunas proteínas, el mal funcionamiento de las mitocondrias, etcétera.), es lógico pensar que administrar antioxidantes debería contrarrestar este desgaste. Por eso desde hace mucho tiempo se habla de los antioxidantes como estrategia idónea para frenar el envejecimiento.

Conocemos un buen número de sustancias antioxidantes, algunas tan seguras para el consumo humano como la vitamina C, así que no sería necesario diseñar nuevos fármacos ni realizar complejos ensayos clínicos; y quizá ni siquiera administrar ninguna pastilla, porque algunos alimentos ya son muy ricos en antioxidantes, como todos los que tienen un alto contenido de vitaminas C, E y A. Solo habría que potenciarlos en nuestra dieta. Encontramos muchos antioxidantes naturales en el té, el vino tinto, el café, el chocolate y en muchas frutas y verduras. Ahora bien, los alimentos con mayor cantidad de antioxidantes son algunas legumbres y frutas del bosque. Además, estas sustancias se utilizan para conservar la comida en buen estado, por lo que las encontramos como aditivos en muchos alimentos. Y evidentemente las tiendas de suplementos dietéticos venden pastillas de antioxidantes de todo tipo. Entonces ¿por qué no los tomamos todos los días para luchar contra los efectos del paso del tiempo?

Como suele suceder en biología, las cosas no son tan simples. Ya hemos dicho que el envejecimiento es un proceso complejo y multifactorial, así que resulta muy poco probable que intervenciones tan sencillas tengan una consecuencia importante. En la práctica se ha observado que los antioxidantes no producen el efecto esperado. Varios estudios demuestran, por ejemplo, que administrar un suplemento de vitamina C de forma prolongada a voluntarios sanos no tiene ningún efecto sobre la cantidad de daño por oxidación que puede medirse en el ADN de sus células.[66] Esto podría explicarse porque en general ya recibimos la vitamina C que requerimos de los alimentos, y sabemos que toda la que sobra se elimina por la orina. Por lo tanto, tomar más vitamina no significa necesariamente que produzca más efecto antioxidante.

Es cierto que pueden administrarse antioxidantes en formatos alternativos a la vitamina C, pero otros trabajos también han demostrado los pocos efectos prácticos de estas sustancias a la hora de impactar en los mecanismos biológicos del envejecimiento. En algunos casos incluso se ha observado que el uso de suplementos antioxidantes puede incrementar el riesgo de muerte, sobre todo porque aumenta las posibilidades de tener un cáncer. Ya en 1992 tuvo que detenerse un estudio sobre el efecto de tomar los antioxidantes llamados betacarotenos (abundantes en las zanahorias) porque se detectó un incremento de los cánceres de pulmón. Algo parecido se ha revelado en ratones,[67] que sufren más tumores en los pulmones si se les administra antioxidantes. Otros estudios han relacionado el incremento del riesgo de tener cáncer de próstata con el consumo de suplementos multivitamínicos, quizá en parte por sus efectos antioxidantes.

Estos resultados pueden parecer contradictorios. ¿Por qué

los antioxidantes, además de no tener ningún efecto positivo sobre el envejecimiento, pueden incluso llegar a ser nocivos? Como decíamos, el problema es la complejidad biológica del proceso de envejecer. Puede que con antioxidantes consiguiéramos bajar algunas de las marcas del envejecimiento, cierto, pero quizá otras lo compensarían, de modo que el efecto final sería neutro. Por otra parte, recordemos que las moléculas oxidantes que se generan a diario en nuestro cuerpo por culpa de los procesos habituales del metabolismo son un problema que nuestras células tienen que solucionar, y por ello deben desarrollar un sistema muy estricto de control de su balance oxidativo. Es muy probable que el tratamiento con antioxidantes no les afecte, porque el sistema lo compensaría de inmediato para evitar un desequilibrio repentino que a la célula no le interesa, ni hacia un lado ni hacia el otro. Si empujamos el balance oxidativo de la célula demasiado hacia un extremo, podrían producirse consecuencias negativas inmediatas. Por último, también sabemos que existe un problema de dosis que da lugar a una paradoja curiosa: debido a su composición química, la mayoría de los antioxidantes pueden comportarse justo al revés de lo que marca su función natural, es decir, como oxidantes, si se administran en cantidades demasiado altas. Ya sea por carencia o por exceso, encontrar el punto exacto de antioxidantes que tenga un efecto positivo sobre todas las células de todos los tejidos de un organismo resulta casi imposible.

Además es preciso tener presente que la célula utiliza los oxidantes a concentraciones más bajas como mediadores de diversas funciones. Por ejemplo, algunos mecanismos de defensa contra el cáncer utilizan precisamente los radicales de oxígeno. Una de las principales formas de eliminar células que se han vuelto malignas consiste en aumentar los oxidantes en su interior hasta que no pueden resistirlos y mueren, como demostraron en su día los estudios realizados en los laboratorios de los doctores Vogelstein[68] y Aaronson.[69] Utilizar antioxidantes podría interferir en este mecanismo, lo que comportaría la desconexión total o parcial de los sistemas de defensa. Varios trabajos demuestran que los oxidantes pueden evitar que las células cancerosas viajen por el cuerpo y den lugar a tumores secundarios, las peligrosas metástasis.[70,71] Por ejemplo, si se administran antioxidantes a ratones con melanoma, un cáncer agresivo de la piel, aumenta el número de metástasis. Al parecer, las células cancerosas metastásicas activan una serie de mecanismos antioxidantes para poder sobrevivir en otros tejidos, ya que durante el recorrido experimentan un aumento considerable de estrés oxidativo, que acabaría matándolas si no encontraran la manera de controlarlo. Algo parecido sucede en los estadios iniciales del cáncer:[72] las células malignas deben aumentar sus mecanismos antioxidantes internos, porque en caso contrario serían incapaces de empezar a formar un tumor. Todos estos datos justifican las observaciones que hemos mencionado antes: administrar una dosis extra de antioxidantes a un paciente con cáncer, incluso en estadios iniciales, cuando seguramente todavía no se ha descubierto el problema, podría acelerar el crecimiento del tumor y la formación de metástasis y, por lo tanto, dificultar mucho el tratamiento.

Aparte de la protección contra el cáncer, otros procesos esenciales para el buen funcionamiento de la célula utilizan pequeñas dosis de oxidantes. Por ejemplo, se necesitan para regular la función de determinados genes, participan en los cambios epigenéticos del ADN, pueden activar la multiplicación celular, regulan la actividad de las células madre y colaboran en mecanismos de comunicación internos propios de la célula. Todo esto podría verse afectado también por un tratamiento con antioxidantes.

En resumen, podemos concluir que administrar antioxidantes no es la mejor opción para frenar el envejecimiento, aunque en principio pueda parecerlo, porque un exceso de estas sustancias podría alterar más mecanismos biológicos esenciales de los que creemos. A pesar de las abundantes evidencias científicas que lo demuestran, como las que hemos citado en este capítulo, se calcula que un tercio de los adultos que viven en países desarrollados toman regularmente suplementos antioxidantes porque creen que los ayudan a mantener una vida más saludable. En realidad, no sabemos cómo inciden en su salud, pero lo que está claro es que tienen pocos resultados positivos a la hora de mejorar los efectos del envejecimiento.

15

Envejecimiento y mitocondrias

Ya hemos explicado cuando hablábamos de las marcas del envejecimiento que las mitocondrias son componentes esenciales de nuestras células que, entre otras cosas, se encargan de proporcionarles la energía necesaria para funcionar. Son como centrales eléctricas que utilizan combustible (oxígeno) para mantener la actividad celular en marcha. Por esta razón son elementos clave para el correcto funcionamiento de todas las células del cuerpo.

Las mitocondrias tienen algunas peculiaridades que las diferencian de otros elementos celulares. Por ejemplo, poseen ADN propio. El ADN de la célula está concentrado en el núcleo y contiene la información genética que conforma el genoma, pero las mitocondrias tienen en su interior un trocito de ADN, independiente del núcleo, con información suficiente para los genes que la necesitan para realizar sus funciones. Este ADN mitocondrial también puede dañarse con el paso del tiempo, como el que está en el núcleo.

También hemos dicho que la relación de las mitocondrias con el envejecimiento todavía no está del todo clara, aunque sabemos que tienden a funcionar peor a medida que nos hacemos mayores. Como cualquier motor, una mitocondria genera residuos tóxicos que es preciso eliminar, y en este caso son radicales de oxígeno que pueden oxidar y afectar negativamente a diversas partes de la célula, como ya hemos explicado. Esto, sumado al funcionamiento anómalo de las mitocondrias viejas (incluso al descenso del número de mitocondrias que contiene la célula con el paso de los años), acabaría provocando un «corte» en el suministro energético, lo que se cree que contribuye a la pérdida de funciones de los tejidos típica del envejecimiento. Que las mitocondrias se estropeen con la edad podría ser culpa precisamente de las mutaciones en su ADN, al margen de lo que le suceda al ADN de la célula.[73]

Todo esto queda recogido en la denominada teoría mitocondrial del envejecimiento, que Harman, autor también de la teoría de la oxidación, propuso en 1972.[74] A menudo se han combinado las dos teorías para formar una sola explicación conjunta de por qué envejecemos. Hoy en día se cree que ambas señalan fenómenos que forman parte del grupo de elementos que determinan el envejecimiento, aunque no se consideran suficientes por sí mismas para explicar todo el proceso.

Otra curiosidad de las mitocondrias es que, investigando su particular ADN, se ha descubierto que se heredan solo de las madres. La razón es que son los óvulos los que proporcionan las mitocondrias al embrión. El padre no aporta nada en este proceso porque, aunque los espermatozoides también tienen mitocondrias (las necesitan para funcionar, como cualquier otra célula), las guardan en la «cola», la parte que no se fusionará con el óvulo en la fecundación.

Al heredarse las mitocondrias de las madres, si el ADN de una contuviera una mutación «mala», adquirida a lo largo de su vida, que hace envejecer más rápido, esta podría pasar también a sus hijos. Así pues, la predisposición a envejecer mejor o peor por culpa de la fragilidad de las mitocondrias podría depender de la herencia materna. Esta teoría, llamada «la maldición de las madres», todavía no está comprobada, pero podría servir para explicar lo que decíamos antes, que los machos de muchas especies (entre ellas los humanos) viven menos que las hembras;

como solo las madres; transmiten el ADN de las mitocondrias, la selección natural habría eliminado los genes perjudiciales para las hembras, mientras que no existiría ninguna presión evolutiva para deshacerse de genes que podrían ser perjudiciales específicamente para los machos. Por eso algunos expertos creen que las mitocondrias tal vez contengan una información genética, aún desconocida, que aceleraría el envejecimiento masculino, pero no el femenino.

Otra teoría propone que un elemento clave en el envejecimiento sería la proporción entre la cantidad de proteínas que se fabrican a partir de la información contenida en el ADN de la mitocondria y las que provienen del ADN de la célula, y que esto podría regularse con fármacos como el resveratrol y la rapamicina.[75] También se ha sugerido que algunos problemas en el ADN de la célula, como la propia oxidación, podrían afectar de rebote a las mitocondrias, cerrando así el círculo y juntando dos marcas del envejecimiento (la inestabilidad genómica y la disfunción mitocondrial).[76] A todo esto cabe añadir que en una misma célula pueden coexistir mitocondrias con el ADN dañado y otras que lo tienen intacto. Dado que cada célula tiene docenas de mitocondrias (algunas, como las del hígado, pueden acumular hasta dos mil), en la práctica es muy posible que la proporción de mitocondrias sanas y alteradas desempeñe también un papel importante en la decisión de si se comporta como una célula vieja o todavía se mantiene bastante joven.

Aún tenemos que investigar más este campo para entender hasta qué punto el poco ADN que contienen las mitocondrias puede afectar a la longevidad de todo el organismo, pero parece claro que su papel esencial como motores celulares también les otorga una influencia relevante en los procesos de envejecimiento. Por esta razón se ha llegado a proponer que si medimos la actividad de las mitocondrias, podremos predecir la longevidad de un individuo, como si fueran otro reloj para medir el envejecimiento. Esta afirmación se basa en estudios en los que los investigadores han observado que en gusanos jóvenes pueden detectarse unas ráfagas de actividad en las mitocondrias.[77] Cuanto más espaciadas son, más viven los animales. Aún está por ver si las mitocondrias humanas también se comportan de esta manera.

En cualquier caso, el problema que generan las mitocondrias en el envejecimiento es de difícil solución. Aún no conocemos ningún fármaco que «regenere» mitocondrias ni que las proteja contra los posibles daños que las desestabilizan. Tampoco sabemos cómo aislar mitocondrias sanas y «trasplantarlas» a células viejas sin que se estropeen (y si alguna vez descubrimos cómo hacerlo, habría que aplicarlo a miles o millones de células repartidas por todo el cuerpo para poder ver sus efectos, lo que resulta poco práctico). Así pues, de momento las terapias antienvejecimiento basadas en las mitocondrias tendrán que esperar.

16

Eliminar las células viejas

«Senescencia» es una palabra que puede utilizarse para hablar de un organismo viejo, pero en biología suele reservarse para describir el proceso celular que hemos visto que es una de las marcas esenciales del envejecimiento. No es una coincidencia: se ha elegido esta palabra porque la senescencia de una célula se parece mucho al envejecimiento de un organismo. En ambos casos se produce una degeneración específica a consecuencia de la edad que conlleva una pérdida de funciones.

Este proceso lo describió por primera vez el anatomista estadounidense Leonard Hayflick en 1965.[78] En sus trabajos pioneros en el campo de los cultivos celulares, Hayflick estudiaba lo que les sucedía a las células humanas cuando las sacabas del cuerpo e intentabas hacerlas crecer en el laboratorio, en un entorno artificial muy diferente del habitual. Él y otros científicos que sentaron las bases de los cultivos celulares descubrieron que, si las introducían en un líquido nutritivo y las dejaban en un plato de plástico dentro de una incubadora en unas condiciones de temperatura, humedad y acidez concretas, las células conseguían sobrevivir aunque no estuvieran rodeadas de otras ni formaran parte de un organismo complejo. Esto era ideal para estudiarlas, y estas técnicas han sido la base de multitud de experimentos que nos han permitido desde entender enfermedades como el cáncer hasta crear vacunas.

Pero Hayflick se dio cuenta de que, una vez fuera del cuerpo, las células no vivían para siempre, sino que, después de multiplicarse varias veces, entraban en un estado extraño, como de hibernación, que es lo que llamó senescencia. En honor a su descubridor, el punto a partir del cual una célula no puede seguir haciendo vida normal y deja de multiplicarse se denomina límite de Hayflick. Durante años apenas se dio importancia a su descubrimiento, muchos creían que el proceso de senescencia que observaba Hayflick era consecuencia directa de haber sacado las células de su entorno habitual, y que por lo tanto era un fenómeno sin el menor significado biológico relevante. Pero otros creían que era un reflejo de lo que sucedía durante el envejecimiento y que lo que estaban viendo en el laboratorio eran en realidad células viejas. Con el paso del tiempo, las técnicas mejoraron y a principios de este siglo se comprobó por fin que la senescencia es real y que se produce también cuando las células están dentro del organismo. Y, por lo tanto, que desempeña un papel importante en el envejecimiento.

Desde entonces se ha comprobado que para entender bien la biología del envejecimiento debemos comprender también cómo y por qué se desencadena la senescencia. En la actualidad se sabe que existen diferentes tipos, en función de cómo se inicie. La que aparece como consecuencia del acortamiento de los telómeros, y por lo tanto depende directamente del paso del tiempo y del número de veces que una célula se multiplica, se llama senescencia replicativa. La que es consecuencia de una serie de agresiones que dañan la célula de forma irreparable, como los oxidantes, se llama senescencia prematura o por estrés. Estos son los dos grandes tipos de senescencia, aunque podrían definirse varios subtipos más que a primera vista se parecen mucho. Las células cambian de aspecto de la misma manera, como los organismos cuando envejecen (se vuelven alargadas, con cuerpos planos y brazos largos), y se producen cambios funcionales y metabólicos específicos.

Tanto la senescencia replicativa como la prematura tienen como objetivo «jubilar» células que ya no hacen bien su función porque han acumulado demasiados daños (sea de manera crónica o aguda). Una célula con componentes vitales dañados tendrá cada vez más problemas para realizar sus tareas normales, porque en su interior las cosas empezarán a no funcionar del todo. Esto supone un inconveniente para los tejidos, que de repente se encuentran con un elemento impredecible; esta célula deja de aportar la parte proporcional que le corresponde del trabajo diario del tejido, y además existe el peligro de que se convierta en maligna. Una célula que no está en plena posesión de sus facultades solo necesita un empujón para pasar al «lado oscuro» e iniciar el proceso que lleva al cáncer. Es una amenaza que un organismo no puede permitirse, y por eso la evolución nos ha dotado de mecanismos para evitar que estas células campen a placer sin ningún control. La senescencia es una de estas defensas, aunque existen otras.

Visto así, podríamos considerar que pagamos un alto precio por esta protección contra el cáncer, porque a la vez nos empuja hacia el envejecimiento. Esto lo propuso por primera vez el grupo de Judith Campisi, que en esos momentos estaba en Berkeley, California. A comienzos de este siglo publicó un artículo[79] revolucionario que exponía que las células senescentes no eran tan inocentes como se creía en un principio, sino que, en lugar de quedarse quietas sin hacer nada, que era lo que parecía, fabricaban una serie de productos tóxicos que afectaban a las células vecinas. Desde entonces este fenómeno se ha estudiado con mucha atención y se ha conseguido identificar la mayoría de estas sustancias nocivas. Por ejemplo, el grupo dirigido por el científico español Jesús Gil, en el Imperial College de Londres, descubrió que estos factores liberados por las células senescentes están relacionados con los procesos de inflamación,[80] que ya hemos visto que son una de las marcas del envejecimiento, y además pueden contribuir al crecimiento de los cánceres. También se descubrió que las células senescentes tienen la peligrosa capacidad de hacer que las células vecinas «se contagien» y se vuelvan también senescentes, por lo que a veces se las llama «células zombi»: no están muertas, pero no están del todo vivas, y encima pueden «morder» a otras células y convertirlas en senescentes.

Así pues, el efecto negativo de acumular células senescentes en los tejidos con el paso del tiempo es doble: el de tener menos células activas en los tejidos y el derivado de las sustancias tóxicas que secretan. Pero si las células senescentes son tan malas para el organismo, ¿por qué no se eliminan antes de que causen problemas? Se cree que de hecho es lo que sucede, al menos mientras somos jóvenes: el sistema inmunitario se encarga de «limpiar» los tejidos y evitar que se acumulen. Pero con la edad esta limpieza es cada vez menos efectiva, por motivos que todavía no entendemos del todo, y por eso en los tejidos de los animales viejos puede detectarse un número cada vez mayor de células senescentes.

Sin embargo, no debemos imaginar que los órganos de las personas mayores están saturados de células senescentes. Se cree que algunos tejidos pueden llegar a tener hasta un 15-20 por ciento de células senescentes (por ejemplo, el hígado, la piel, los pulmones y el bazo), mientras que en otros nunca se apreciará un aumento tan significativo (como el corazón, los músculos y los riñones). Esto corrobora la hipótesis de que el envejecimiento no es homogéneo en el organismo, sino que algunos tejidos lo experimentan con más intensidad que otros.

Curiosamente, se ha observado que en el embrión también pueden encontrarse células senescentes. Cuesta entender por qué debería haber células envejecidas durante los primeros meses de vida, incluso antes de nacer, cuando todavía no se ha tenido que frenar ninguna posible célula dañada ni ha habido tiempo para que se hayan acortado los telómeros. El primer estudio en este campo lo publicaron Daniel Muñoz-Espín y Manuel Serrano en el Centro Nacional de Investigaciones Oncológicas (CNIO), en Madrid,[81] y simultáneamente se publicó otro del laboratorio de William Keyes,[82] que trabajaba en el Centro de Regulación Genómica (CRG), en Barcelona. En estos trabajos se demostraba que la senescencia desempeña un papel importante en modelar el futuro organismo; en momentos concretos del proceso de formación del embrión aparecen células senescentes, que después serán eliminadas por el sistema inmunitario. Esto da forma a determinadas zonas del embrión, como si elimináramos partes de un bloque de piedra con un cincel para crear una escultura. En estos casos no se observa ninguna afectación en el ADN que dispare la senescencia, sino que da la impresión de que su presencia obedece a un plan programado desde el principio del desarrollo del embrión. Al parecer, esto es común en diversas especies, porque el fenómeno se ha observado en embriones de ratones, de gallos y de humanos.

Evitar que se acumulen células senescentes se ha convertido en la estrategia antienvejecimiento más estudiada en los últimos años, y la que más ha avanzado. Todo empezó en 2011, cuando Baker, Kirkland y Van Deursen demostraron que la teoría de principios de siglo que decía que las células senescentes hacen envejecer era cierta.[83] Para ello diseñaron un ratón modificado genéticamente en el que las células senescentes se autodestruían a medida que se formaban, por lo que nunca llegaban a acumularse en los tejidos. Esto provocaba que el ratón viviera más años y en mejores condiciones de salud. Desde entonces se inició una carrera para conseguir hacer lo mismo en humanos.

Los fármacos que pueden evitar el efecto negativo de las

células senescentes se llaman senoterapias, y en la última década se han encontrado decenas. Este objetivo puede conseguirse de cuatro maneras diferentes. Una, destruyendo las células senescentes en cuanto aparecen. Es lo que hacen los fármacos llamados senolíticos, que son las senoterapias que de momento se han estudiado más. Ya se han realizado pruebas clínicas, y seguramente uno de ellos será el primer fármaco antienvejecimiento que veremos llegar a los pacientes, en principio, como decíamos, para intentar mejorar la situación de los pacientes respecto de enfermedades asociadas al envejecimiento. Los senolíticos más conocidos son el navitoclax, el dasatinib y la quercetina, pero los hay de muchas clases diferentes. Todos tienen otras funciones (de hecho, ya están utilizándose muchos senolíticos como terapias anticancerosas), y por lo tanto esto significa que también tienen efectos secundarios que querríamos evitar. Por eso está trabajándose ya en una segunda generación de senolíticos más específicos y que no actúen sobre células que no sean senescentes.[84]

Otra senoterapia que está investigándose es la de los senobloqueadores, que evitarían que se produjera la senescencia, y por lo tanto al final tendrían el mismo efecto que los senolíticos: prevenir que estas células se acumulen en los tejidos. Un peligro potencial de los senobloqueadores es que provoquen cáncer porque desconecten una de las barreras protectoras, aunque en los primeros experimentos en animales de laboratorio no se han observado estos efectos.[85] Una tercera vía serían los senorreversores, que echarían atrás la senescencia cuando ya ha aparecido y conseguirían que las células volvieran a ser jóvenes. Estos todavía se encuentran en fases iniciales de estudio, y no todo el mundo está de acuerdo en que sea posible utilizarlos terapéuticamente.

Por último, un cuarto tipo de senoterapia es la de los senomórficos. Estos fármacos son diferentes de los demás porque no evitan la acumulación de células senescentes, sino que intentan inhibir su secreción de sustancias tóxicas. Con esto debería bastar para evitar que las células senescentes ejercieran sus efectos negativos. Es un objetivo complicado, porque estas sustancias secretadas son muy diversas y varían de una célula senescente a otra. Por lo tanto, es difícil encontrar un solo fármaco que pueda bloquearlas todas.

El campo de las senoterapias ha estallado en los últimos años y, de una u otra forma, es muy posible que veamos resultados positivos a corto plazo. La primera generación de senoterapias será seguramente útil para mejorar enfermedades relacionadas con el envejecimiento, como el cáncer, la fibrosis pulmonar e incluso la diabetes, y estará lista a lo largo de la próxima década, si nada se tuerce. En un futuro, es muy posible que senoterapias más específicas permitan evitar que las células senescentes se acumulen en algunos órganos concretos, lo que sí podría tener por fin un efecto a la hora de frenar el envejecimiento. Pero para llegar a este punto todavía tenemos que solucionar el problema de los efectos secundarios que tienen todos los fármacos de este tipo que se han investigado hasta ahora.

17

Fármacos epigenéticos

Todas nuestras células tienen el mismo material genético, pero aun así realizan funciones diferentes. Lo que hace una célula de la retina es muy diferente de lo que debe hacer una célula del hígado, por ejemplo. Esta diversidad de funciones, partiendo del mismo ADN, se debe a la existencia de una programación específica de cada tipo celular que permite activar los genes adecuados en el momento oportuno. Este programa de regulación se llama epigenética (que significa «por encima de la genética»), y el conjunto de las marcas epigenéticas se denomina epigenoma, por comparación con el genoma. La marca epigenética más sencilla es la metilación del ADN. Metilación significa añadir un grupo metilo (su fórmula química es CH_3) a la C de nuestro ADN.

Recordemos que el genoma humano está formado por seis mil millones de piezas que tienen cuatro variaciones, llamadas según la inicial de su nombre: C (citosina), A (adenina), G (guanina) y T (timina). El pequeño «acento» químico que añadimos a la C tiene una importancia biológica enorme, ya que suele provocar que el gen en el que se inserta se apague y deje de estar activo. De esta manera, la regulación específica para cada tejido de nuestros genes depende en buena medida de la metilación del ADN.

Esta modificación también se ocupa de muchas otras funciones de las células sanas. Por ejemplo, se encarga de silenciar todo un cromosoma X de las mujeres, un fenómeno completamente normal y necesario, porque las células solo necesitan un X, y las mujeres, a diferencia de los hombres, tienen dos. Si esta inactivación no se produce, aparecen diversas enfermedades.

Otra función de la metilación es silenciar un alelo. Recordemos que tenemos dos copias de cada gen (una heredada del padre y otra de la madre), y algunos genes, para no causar problemas, solo deben tener activa una de estas copias. Cada copia se llama «alelo». Este proceso de inactivación se denomina «huella genética», y sus alteraciones se asocian a síndromes como el de Prader-Willi y el de Angelman. Por último, otra misión clave para la salud que desarrolla la metilación del ADN es silenciar todas las secuencias repetitivas y víricas que llevamos incorporadas de fábrica en el genoma después de que miles y miles de años de evolución las hayan incorporado. Si estos «pasajeros» del genoma estuvieran activos, podrían causarnos muchos problemas.

Este equilibrio en la «decoración» de nuestro entramado genético por parte del grupo químico metilo se pierde en muchas enfermedades, y el cáncer es la más evidente. En este caso, entre otras alteraciones moleculares, se produce una acumulación excesiva de metilación en la región reguladora de los genes supresores de tumores (lo que técnicamente llamamos hipermetilación de islas). Esto los inactiva e impide que nos protejan. Al mismo tiempo se produce una reducción de la metilación de otras zonas del ADN (denominada hipometilación) que despierta elementos génicos agresivos, lo que acaba provocando un terremoto en nuestros cromosomas que es típico de los cánceres.

No solo el ADN se modifica epigenéticamente. El segundo nivel de control epigenético que vemos en las células es la modificación química de unas proteínas llamadas histonas, que se encargan de empaquetar secciones del ADN a su alrededor como si se tratara de un collar de perlas. Son un elemento clave a la hora de conseguir que el ADN quepa en el interior del núcleo de cada una de nuestras células, a pesar de ser un hilito de unos dos metros de extensión que debe introducirse en un espacio de menos de un milímetro. Puede alojarse en este mínimo compartimento intracelular porque está compactado alrededor de estas proteínas, que lo atraen como un imán.

El conjunto de ADN e histona puede cambiar el grado de compresión o relajación en función de los grupos químicos que se añaden. Por ejemplo, la adición de un grupo químico metilo en un lugar concreto de una histona (un aminoácido llamado lisina) «estrangula» el gen subyacente y reprime su actividad, mientras que la inclusión de un grupo químico acetilo (que viene de un compuesto llamado acetil-CoA, que encontramos en la grasa) deshace este nudo gordiano, y el gen en cuestión se activa. Los diferentes patrones de modificación química de los distintos aminoácidos y de las diversas histonas existentes se denominan código de histonas y contribuyen a que un gen se exprese de forma muy bien regulada en una escala del cero al cien por cien.

Pero ¿quién se ocupa de mantener en orden todas estas modificaciones químicas que forman el epigenoma? Evidentemente, nuestra alimentación tiene un papel considerable, ya que los nutrientes aportan los componentes para formar los grupos químicos metilo, acetilo, fosforilo y muchos otros que constituyen las piezas del epigenoma. Y tan malo es que falten como que sobren. Por ejemplo, para la metilación, el donante del material necesario suele ser el folato, que después se transforma en S-adenosil-metionina (SAM). Algunos defectos del folato se asocian a cierres incompletos del tubo neural en bebés, y por eso las embarazadas a veces toman suplementos de folatos. Pero el exceso de folatos puede asociarse a otras enfermedades graves. Como en muchas cosas en esta vida, la solución se encuentra habitualmente en un compromiso en el punto medio.

Pero imaginemos que tenemos los niveles adecuados de todas estas sustancias necesarias para generar los elementos químicos del epigenoma. ¿Quién se encarga de colocarlas donde corresponde, quitarlas cuando sobran e interpretar los mensajes que cambian la actividad del genoma? Lo hacen las proteínas epigenéticas, que en general podemos dividir en tres grupos: escritoras, borradoras y lectoras. Las primeras son las proteínas que añaden las señales epigenéticas (que llamamos enzimas). Algunos ejemplos: las ADN metiltransferasas y las histona acetiltransferasas y metiltransferasas. La acción de estas enzimas puede ser contrarrestada por las proteínas que borran estas modificaciones. Ejemplos de este grupo son las enzimas que eliminan la metilación del ADN, llamadas proteínas TET, y las histona desacetilasas y desmetilasas.

Todos estos cambios químicos que forman el epigenoma son procesos dinámicos, y esta es precisamente una de las gracias de la epigenética, que no es permanente. Ahora añadimos la señal de activación en este gen porque necesitamos su expresión, pero al rato la desactivamos, cuando su presencia nos haría más mal que bien. Dependiendo del momento, tendremos unas modificaciones u otras. Esto contrasta con la información genética, que es estable e invariable (a menos que se produzca una mutación que la cambie). El paso del tiempo es uno de los factores que puede contribuir a cambiar el epigenoma,[86] hasta el punto de que parece que un patrón de cambios epigenéticos se asociaría a las edades avanzadas, como hemos visto al hablar de los relojes epigenéticos para medir el envejecimiento.

Hemos hablado de un tercer componente de la familia de las proteínas que se encargan de la epigenética: las que se unen a las marcas químicas para transmitir el mensaje. Alguien debe informar a los demás componentes de la célula de si esta parte del ADN está activa o no. De esto se ocupan las proteínas lectoras o intérpretes, como las proteínas que se unen al ADN metilado y las que lo hacen al grupo químico acetilo de las histonas. Las alteraciones de estas proteínas transmisoras también se asocian a muchas enfermedades. Una de las más conocidas es el síndrome de Rett, la segunda causa de discapacidad intelectual en mujeres después del síndrome de Down. Los embriones masculinos afectados no son viables, y por eso ni siquiera llegan a desarrollarse. En el síndrome de Rett se producen mutaciones del gen MECP2, que contiene la información para fabricar una proteína que se adhiere como un imán a la C metilada del ADN. Las mujeres con defectos genéticos en el MECP2 producen una proteína que no es capaz de señalizar la metilación del ADN, por lo tanto, los genes regulados por esta marca no se inactivan adecuadamente. Este trastorno afecta sobre todo a las neuronas, que no mueren, pero tampoco maduran. Ello da lugar a los trastornos neurológicos que presentan estas niñas.

Si consideramos la posibilidad de revertir los patrones epigenéticos incorrectos que tienen lugar en las enfermedades y el envejecimiento, estaríamos hablando de crear unos fármacos epigenéticos que pudieran quitar o poner señales químicas. Podría parecer ciencia ficción, pero algunos ya existen. Son compuestos que en su inmensa mayoría bloquean las proteínas que añaden o quitan las marcas epigenéticas o que interfieren en la unión de las proteínas lectoras. Hay muchos subtipos, pero los principales son los agentes desmetilantes del ADN (como la azacitidina y la 5-aza-desoxicitidina), los inhibidores de la desacetilación (como el SAHA y el valproato) y metilación de histonas y los bloqueadores de proteínas que se unen al grupo acetilo de las histonas. En la actualidad están en fase de estudio decenas de estas sustancias, y la buena noticia es que nueve de estos compuestos han conseguido aprobación clínica y ya se utilizan para tratar a pacientes con determinados tipos de leucemias, linfomas y sarcomas.

A diferencia de la clásica quimioterapia contra el cáncer, que principalmente busca matar todo lo que se mueve en un corto periodo de tiempo, los fármacos epigenéticos suelen administrarse en dosis más bajas pero constantes. Son capaces de detener el crecimiento tumoral, en lugar de fulminar las células malignas, como hacen otras sustancias. Lo consiguen mediante un efecto extraordinario: los agentes que actúan a nivel de la metilación del ADN y las modificaciones de las histonas causan el envejecimiento de estas células malignas, que dejan de crecer y de comportarse como si fueran jóvenes, lo cual es una característica de las células cancerosas.

Esto invita a pensar que también podría hacerse al revés. ¿Existen fármacos epigenéticos capaces de rejuvenecer las células? De entrada, debemos decir que buena parte de estos fármacos suelen tener efectos bastante inespecíficos. Es decir, aunque creamos que actúan inhibiendo una proteína concreta, pueden tener otros efectos como diana. Por ejemplo, buena parte de los inhibidores de la desacetilación de histonas al mismo tiempo desacetila proteínas no histonas, como el gen supresor tumoral *p53* y la tubulina. Algunos agentes desmetilantes del ADN también eliminan la metilación de la otra molécula de ácido nucleico, el ARN. Este efecto amplio puede tener consecuencias no deseadas, pero quizá también podría explicar por qué empieza a plantearse su uso en otras enfermedades más allá de la oncología, como las neurológicas, las alteraciones autoinmunitarias y enfermedades metabólicas como la obesidad y la diabetes.

Esto podría hacerse extensivo al envejecimiento. Entre 2015 y 2017 se llevó a cabo un pequeño ensayo clínico en humanos llamado TRIIM para probar los efectos rejuvenecedores de la hormona del crecimiento. El estudio se hizo famoso porque se observó que este tratamiento reducía los cambios epigenéticos asociados al envejecimiento.[87] Así pues, determinadas hormonas podrían funcionar como fármacos epigenéticos y borrar las marcas asociadas al paso del tiempo. En este caso parece además que rejuvenecía especialmente el timo, el órgano que se encarga de desarrollar los glóbulos blancos, que permiten al cuerpo luchar contra infecciones y contra el cáncer, lo que también ayudaría a mejorar la salud. Este es el primer ejemplo de una acción que permite revertir los cambios epigenéticos del envejecimiento, pero todavía faltaría comprobar si se correlaciona con la mejora de la salud y un rejuvenecimiento «real». Muchos expertos no están convencidos de que una cosa lleve a la otra.[88]

Otra de las sustancias que se han probado en este campo es el resveratrol, que, aparte de estos posibles efectos epigenéticos, ya hemos visto que tiene otras propiedades. Entre sus funciones hemos dicho que está la de activar las sirtuinas, que precisamente se encargan de la desacetilación de proteínas. Pero el efecto del resveratrol sobre las sirtuinas es bastante débil, así que no está claro que pueda ser un buen agente antienvejecimiento por la vía genética. Aun así, ya hay cremas de belleza y antiarrugas que, entre los compuestos diversos que contienen sus preparaciones, incluyen activadores de sirtuinas.

Es interesante plantearse los posibles efectos secundarios de este tipo de fármacos. Si las sustancias que cambian la epigenética hacen que las células sean más jóvenes, ¿también incrementarían el riesgo de cáncer? Como tantas cosas en biología, los fármacos epigenéticos pueden ser dos caras de una misma moneda: una te embellece y la otra te envejece. Por lo tanto, habrá que tener cuidado y asegurarse de que son seguros antes de utilizarlos con estos fines. Entretanto, es importante volver a insistir en lo que sabemos que funciona: una de las cosas que se asocian a un epigenoma menos envejecido es el ejercicio constante y moderado, que contrarresta la pérdida de función del músculo, típica de la edad, y parece capaz de mantener el reloj epigenómico como cuando éramos jóvenes.[89]

Esta sería la parte que podríamos controlar. Después habría toda una serie de cambios epigenéticos determinados por factores que están fuera de nuestro alcance y que van en nuestra contra. Se sabe que las situaciones traumáticas pueden alterar el epigenoma de forma prolongada y que esto puede tener un efecto en el envejecimiento. Por ejemplo, un estudio reciente demostró que los nacidos en Estados Unidos durante la Gran Depresión, el periodo de grave crisis económica entre 1929 y 1939, tenían, cuando eran mayores, marcas epigenéticas propias de edades más avanzadas que las suyas.[90] Así pues, el epigenoma es sensible a muchos factores, y los cambios pueden no ser tan reversibles como quisiéramos, de modo que los efectos de lo que hacemos pueden verse décadas después. Mientras no encontremos estos fármacos epigenómicos que nos pongan el reloj a cero, lo mejor que podemos hacer es tener todo el cuidado posible con las cosas que sabemos que pueden acelerar el envejecimiento.

18

Alargar los telómeros

Si el acortamiento de los telómeros provoca la senescencia celular y contribuye al envejecimiento, sería fácil pensar que para evitar que nuestras células envejecieran bastaría con bloquear este acortamiento. Antes hemos dicho que esto puede hacerlo una enzima llamada telomerasa, que la mayoría de las células del cuerpo tienen desactivada (excepto las células madre y algunas otras). Para comprobar si funcionaba, el grupo de Ronald DePinho creó unos ratones modificados genéticamente[91] que no tenían telomerasa en ninguna célula, y observó que los animales envejecían más rápido y vivían hasta seis veces menos que el resto de sus compañeros. Después aplicaron el proceso contrario y reactivaron la telomerasa. Aunque los ratones ya habían entrado en la vejez, volver a tener telomerasa en sus células hacía que se recuperaran y rejuvenecieran. El grupo de María Blasco obtuvo resultados similares el año siguiente[92] utilizando la terapia génica para introducir el gen de la telomerasa en ratones adultos y viejos. También en ese caso se vio que aumentaba considerablemente la longevidad (hasta un 24 por ciento). Estos experimentos clásicos confirmaron la teoría de que la telomerasa podría tener efectos antienvejecimiento.

Pero, como hemos visto que sucedía con los antioxidantes, no es tan fácil trasladar estos descubrimientos a humanos. El principal problema es que podría ser peligroso para el organismo, porque activar la telomerasa es precisamente lo que hacen las células cancerosas. Uno de los «poderes» que tiene que adquirir una célula para formar un cáncer es no envejecer, porque esto le permite eliminar el límite del número de veces que puede multiplicarse, y en la inmensa mayoría de los casos lo consigue fabricando grandes cantidades de telomerasa. Por lo tanto, la telomerasa es un arma peligrosa que no debería dejarse al alcance de cualquier célula. En todo caso, cabe decir que los ratones a los que Blasco administró una dosis extra de telomerasa no desarrollaron más cánceres que los demás, por lo que quizá el organismo tiene maneras de evitar este riesgo. La situación en humanos podría ser diferente, por supuesto.

Ya hemos dicho que el mecanismo protector de los telómeros está pensado para evitar que células demasiado viejas, que pueden tener mutaciones peligrosas, sigan reproduciéndose y vean incrementadas sus posibilidades de transformarse en cancerosas. Aún no sabemos qué efectos secundarios podría tener alterar este proceso y dejar que células que ya deberían estar «jubiladas» sigan en activo.

Pero existen aún más motivos para ser cautelosos: estudios recientes parecen desmentir la idea de que cuanto más largos sean los telómeros, mejor. Aunque es cierto que los telómeros cortos se han asociado a algunas enfermedades, esto no significa que lo contrario (que los telómeros largos equivalen a más salud) sea cierto. De hecho, se ha observado que los telómeros largos pueden estar implicados en el cáncer.[93] Esto podría significar que los telómeros deben tener una longitud concreta, y que si nos pasamos por arriba o por abajo, pueden aparecer problemas y que, por lo tanto, la relación entre la longevidad, la salud y la longitud de telómeros no es tan directa como podríamos creer. Encontrar este punto medio puede no ser fácil.

Aparte de este obstáculo, y suponiendo que alargar los telómeros fuera deseable, conseguir que todas las células del organismo fabriquen telomerasa no es sencillo con los conocimientos actuales. No basta con tomar pastillas con la enzima, porque se destruiría en el estómago, ni inyectarla, porque se perdería por la corriente sanguínea antes de haber podido entrar en las células que la necesitan. En animales de laboratorio puede realizarse a través de la manipulación genética (reactivando el gen «dormido» que contiene las instrucciones para fabricar telomerasa y que todas las células tienen en su ADN), pero en humanos no es posible (habría que editar el ADN de un embrión en fases iniciales y, aunque es factible, de momento está ética y legalmente prohibido). La alternativa sería la terapia génica, como se ha hecho en ratones: introducir el gen en las células utilizando un «vector», es decir, un sistema de transporte (normalmente un virus sin capacidad de causar enfermedades). Son técnicas que todavía están en fase de estudio y que no controlamos del todo.

Por todos estos motivos, a pesar de que se habla mucho de la telomerasa como técnica para rejuvenecer, todavía estamos lejos de poder utilizarla en humanos y, por lo tanto, no podemos contar con ella como un posible tratamiento antienvejecimiento, al menos de momento.

19

Células madre para todos

Ya hemos explicado que la mayoría de los órganos de nuestro cuerpo tienen una reserva de células madre, escondidas y bien protegidas en un rincón específico, no siempre fácil de localizar, que ayudan a regenerar los tejidos cuando hay problemas. Al llegar a la edad adulta, nos quedan pocas, aunque suficientes para las necesidades habituales de regeneración, pero con el paso de los años acabamos perdiéndolas casi todas. Esto contribuye a que la degeneración que sufren los tejidos con la edad no pueda repararse, y es una de las marcas del envejecimiento, como hemos visto antes.

Las células madre tienen la capacidad de multiplicarse cada vez que sea necesario y generar así células «hijas» que se convertirán en las «obreras» especializadas del tejido correspondiente. Aunque no tienen el problema de los telómeros, que se acortan porque fabrican telomerasa, las células madre también acumulan daños en su ADN y en otros componentes a causa del estrés oxidativo y de todos los demás factores nocivos a los que están sometidas, como cualquier otra célula. Esto, a la larga, las inutiliza, convirtiéndolas por ejemplo en senescentes o directamente dañándolas lo suficiente para que acaben muriendo. Además, el entorno protector en el que se encuentran las células madre podría perder parte de sus características con el paso del tiempo, lo que también afectaría a su supervivencia.[94]

Teniendo todo esto presente, una posible solución al envejecimiento podría ser mantener siempre una población sana y activa de células madre. Se cree que la razón por la que las hidras son inmortales es su gran capacidad de regenerarse, algo que los humanos no podemos hacer. La explicación es que las células madre de las hidras siempre mantienen esta habilidad de multiplicarse y generar otras células, que las nuestras pierden, lo que podría estar relacionado con la regulación de los genes de la familia FOXO.[95]

También nos dan pistas las enfermedades que causan un envejecimiento precoz. En estos síndromes vemos una acumulación de daño en las células superior al normal, lo que parece que precipita la aparición prematura de la vejez. Se cree que uno de los factores que podría contribuir a ello es la pérdida acelerada de células madre. Por ejemplo, los niños que tienen la enfermedad de Hutchinson-Gilford, uno de los ejemplos clásicos de progeria, tienen problemas con sus células madre. En este tipo particular de envejecimiento precoz, que normalmente lleva a la muerte por envejecimiento en torno a la adolescencia, un trastorno hereditario del ADN provoca que los pacientes fabriquen en grandes cantidades una proteína llamada progerina. Se ha observado que uno de los efectos de la progerina es hacer que las células madre pierdan su capacidad de fabricar otras células. La progerina suele encontrarse a niveles muy bajos en personas jóvenes y sanas, y es posible que aumente a medida que vayamos envejeciendo. El hecho de que los individuos que envejecen más rápido la tengan tan elevada ya de jóvenes sugiere que sus células madre no funcionan de forma correcta desde antes de lo normal.

Otra prueba de que la pérdida de células madre contribuye al envejecimiento procede de los estudios realizados en personas con síndrome de Down. Esta condición la causa una copia extra del cromosoma 21, lo que da a todas las células un exceso de unos trescientos genes. Uno de los múltiples problemas asociados a este trastorno es precisamente el envejecimiento prematuro. Aunque, gracias a las mejoras sanitarias, en la actualidad una persona con síndrome de Down puede llegar a vivir más de sesenta años, sigue teniendo mayor riesgo de padecer enfermedades relacionadas con la edad, como el alzhéimer. Se cree que la causa de esta sensibilidad es que tienen una copia más del gen llamado USP16, que impide que las células madre funcionen de forma correcta. En concreto, haría que se volvieran senescentes antes de tiempo y no pudieran seguir multiplicándose.[96]

Sin embargo, la relación entre envejecer y perder células madre no es tan directa como parece. Hay tejidos en los que el número de células madre no declina demasiado con la edad, por ejemplo, el cerebro y los músculos. En cambio, se cree que los síntomas del envejecimiento de la piel (pérdida de elasticidad, arrugas, menor capacidad de reparación de heridas…) están directamente relacionados con el progresivo descenso de la población de células madre. También sucede lo mismo con la sangre: el sistema inmunitario pierde poco a poco la capacidad de defendernos contra las infecciones porque las células madre de la sangre dejan de fabricar los glóbulos blancos en las cantidades que necesitamos. Además, muchas veces esto va acompañado de una ligera anemia, porque las células madre tampoco fabrican suficientes glóbulos rojos.

En el caso de la pérdida de color del pelo, uno de los signos más claros y universales del paso del tiempo, la culpa podría ser de las células madre que generan los melanocitos, las células que aportan color a la piel y al pelo. Con menos capacidad de regenerar los melanocitos, el pelo pierde su tono habitual. También se cree que, en el cerebro, la desaparición de células madre podría tener algo que ver con la aparición de enfermedades neurodegenerativas como el párkinson y el alzhéimer. Y si nos trasladamos al páncreas, es muy posible que la diabetes tipo 2, que es más frecuente en adultos y es otra de las enfermedades asociadas a la edad, tenga algo que ver con una caída del número de células beta, las que fabrican insulina, lo que volvería a señalar las células madre como posibles culpables, ya que no cumplirían su función de regenerarlas.

Curiosamente, se ha observado que la pérdida de función a causa del envejecimiento no siempre va paralela a una disminución del número total de células madre del tejido correspondiente, lo que nos indicaría que, para el buen funcionamiento de un tejido, lo más importante no es que se mantengan todas las células madre, sino que estén lo suficientemente activas. Es decir, resulta más una cuestión de calidad que de cantidad. Por ejemplo, si las células madre se volvieran senescentes por la acumulación de daños, todavía se contarían como presentes si hiciéramos un inventario, pero ya habrían dejado de funcionar, por lo que no servirían de nada. Además, algunos tejidos necesitan un recambio constante de células (los que se desgastan más, como la sangre, la capa de células que recubre el intestino, la piel…), mientras que otros mantienen las mismas células durante mucho tiempo (por ejemplo, el cerebro, el corazón y los riñones). Es lógico pensar que la importancia de las células madre en el funcionamiento y el envejecimiento de cada órgano también dependerá de si pertenece al primer grupo o al segundo.

Tras considerar todo esto, una conclusión obvia sería que para frenar el envejecimiento podríamos rellenar las reservas de células madre de los tejidos que más las necesitan. De nuevo, es más fácil decirlo que hacerlo. Para empezar, obtener células madre de buena calidad (jóvenes y activas) no parece sencillo. La fuente más obvia son los embriones, que en las fases iniciales son prácticamente pelotas de células madre. Esto plantea un problema ético: mucha gente está en contra de utilizar embriones para la investigación, y más aún para generar terapias, por una cuestión moral. La historia reciente nos demuestra que es difícil ponerse de acuerdo respecto de cuándo puede considerarse que empieza la vida (¿en la concepción?, ¿en el nacimiento?, ¿cuando está formado el sistema nervioso?), ya que la opinión depende más de las creencias y la moral de cada uno que de los datos científicos.

Incluso si consiguiéramos llegar a un acuerdo sobre este tema, habría otros factores limitantes que nos impedirían utilizar estas células madre embrionarias para mantener el potencial regenerativo de los tejidos. El factor principal sería que probablemente acabarían destruidas antes de poder realizar su labor. Así como en un trasplante el cuerpo reconoce un órgano extraño y busca la manera de deshacerse de él, el sistema inmunitario trataría las células madre de un embrión como «invasoras». Como si fueran un virus o una bacteria, el cuerpo reaccionaría de forma rápida e intensa para eliminarlas. Esto provocaría que tal vez hubiera que repetir las inyecciones cada pocos días, lo que todavía incrementaría más la complejidad de un posible tratamiento.

Utilizar células madre de donantes adultos solucionaría el problema ético y la disponibilidad, aunque estas células no sean tan activas como las de los embriones. La complicación entonces es obtenerlas. Las células madre más fáciles de localizar y extraer son las de la sangre, que están en el tuétano y que ya se han utilizado con éxito en algunas terapias experimentales contra determinadas enfermedades, pese a sus limitaciones. En el caso de un tratamiento antienvejecimiento, podría intentarse obtener células madre del tuétano y trasplantarlas, por ejemplo, a la piel o al cerebro. Así se evitaría la incompatibilidad genética con las células de un donante. Lo mejor sería tener células madre jóvenes guardadas para poder utilizarlas cuando seamos viejos, ya que son de mejor calidad, pero es logísticamente complicado.

Estudios recientes indican que existe una fuente alternativa de células madre (o al menos un tipo de células que se comportan de manera similar). Son las llamadas pluripotentes inducidas, conocidas a menudo por sus siglas en inglés, IPS, que en principio podrían obtenerse a partir de cualquier célula del cuerpo adulto. De hecho, es como hacer volver la célula a un estado primitivo, cuando aún tenía la capacidad de convertirse en cualquier tipo celular. Esta regresión se consigue a partir de una serie de manipulaciones genéticas que describió por primera vez el científico japonés Shinya Yamanaka y por las que recibió el Nobel de Medicina en 2012. Todavía está estudiándose si las IPS se comportan al cien por cien como las células madre, pero parece que podrían ser buenas sustitutas. Además tendrían dos ventajas importantes: en primer lugar, podrían obtenerse todas las necesarias sin destruir un embrión ni tener que buscarlas en los tejidos de los adultos, y en segundo lugar, si utilizamos nuestras células como punto de partida para obtener las IPS, cuando las introdujéramos en el organismo nuestros mecanismos de defensa no las considerarían un cuerpo extraño.

Los primeros experimentos en animales de laboratorio a los que se les han introducido IPS para fomentar la regeneración de los órganos han funcionado bien y parece que permiten mantener los tejidos jóvenes más tiempo. Existe un obstáculo importante a la hora de aplicarlo en humanos: las manipulaciones que deben hacerse para generar IPS incluyen la activación de genes que se sabe que participan en los procesos cancerosos. Es decir, podríamos generar células parecidas a las células madre que están demasiado cerca de convertirse en malignas. Hasta que no tengamos bien controlado este riesgo, no es recomendable intentar aplicarlo en personas.

La necesidad de control es compartida con cualquier terapia que utilice IPS o directamente células madre. Si introducimos una de estas células en un tejido, es muy probable que vaya por libre y no fabrique las células que nos interesan, sino que actúe de forma anárquica. Imaginemos que inyectamos células madre en un músculo para regenerarlo cuando empezamos a perder masa con la edad, o que manipulamos las propias células musculares para que se conviertan en IPS. Nada nos garantiza que estas células «fabricarán» más músculo. Quizá alguna empezará a generar neuronas. O pelos. O una nariz. Puede que sea una exageración, pero es cierto que las células madre y las IPS en principio tienen esta capacidad de crear células de casi cualquier tipo. En algunas terapias con células madre no aprobadas ya hemos visto que pueden dar lugar a una mezcla de tejidos diferentes, aunque no sean órganos enteros. Y como las células madre y las cancerosas comparten muchas características, siempre existe la posibilidad de que alguna acabe desarrollando un tumor.

Por lo tanto, hasta que no hayamos aprendido a controlar mejor las células madre y las IPS, es poco probable que prospere una terapia antienvejecimiento que las utilice directamente. Una alternativa sería la llamada reprogramación, que consiste en «fabricar» IPS a partir de las células que ya están en un tejido para que ellas mismas lo regeneren. La farmacéutica Rejuvenate Bio anunció recientemente que había conseguido alargar un 7 por ciento la vida de ratones normales con fármacos que utilizaban esta estrategia.[97] Además, unos años antes el laboratorio de Juan Carlos Izpisúa Belmonte había propuesto que podía rejuvenecer ratones que envejecían de forma prematura[98] utilizando modelos transgénicos que no pueden aplicarse a los humanos. Todo esto demuestra que el campo de las células madre y la reprogramación es muy prometedor. Veremos qué resultados ofrece en los próximos años.

20

Mejorar la comunicación celular

Hemos visto que una de las marcas del envejecimiento es la pérdida de las vías de comunicación habituales entre las células. Uno de estos mecanismos es el que depende de las hormonas, una serie de compuestos químicos que se secretan en una parte del cuerpo y que normalmente tienen efectos en el resto del organismo. Desde hace tiempo hay personas que toman hormonas con la idea de contrarrestar los efectos del envejecimiento, como la hormona del crecimiento o algunas hormonas sexuales (testosterona, estrógenos…). Sin embargo, como sucede con otros tratamientos con teóricas propiedades antienvejecimiento, ningún estudio científico ha demostrado todavía su eficacia en humanos. De hecho, jugar con los niveles de determinadas hormonas puede ser peligroso. Esto hizo que, hace un tiempo, la Asociación Médica Estadounidense (AMA) publicara un informe[99] en el que abordaba los posibles beneficios y los efectos secundarios de estas terapias. La conclusión a la que llegó fue que los riesgos para la salud superaban con creces los supuestos efectos positivos.

Se ha hablado mucho de la posibilidad de que la hormona del crecimiento (conocida por sus siglas en inglés, HGH) pueda alargar la esperanza de vida. El cuerpo humano fabrica HGH sobre todo durante la infancia y en un pico más alto en la pubertad, y es responsable de emitir las señales que hacen crecer el organismo en estos momentos clave de nuestra vida.

Los niveles de HGH se mantienen bajos el resto del tiempo, porque ya no es necesaria, pero parece que los adultos tienen varias subidas de la hormona a lo largo del día, aunque a niveles relativamente bajos. Estos picos van disminuyendo con la edad, lo que ha hecho que algunos expertos propongan que puede tener alguna relación con el envejecimiento.

Pero los efectos reales de la hormona sobre los procesos del envejecimiento no están tan claros. Se ha dicho, por ejemplo, que la HGH puede ser útil para combatir algunos de los síntomas concretos asociados a la vejez, en especial la pérdida de masa muscular. De hecho, por este motivo la HGH es un producto que desde hace tiempo utilizan de forma ilegal atletas y culturistas de cualquier edad. Se han publicado artículos que, efectivamente, indican que la HGH tiene efectos beneficiosos sobre los músculos: un incremento de masa y una reducción de grasa cuando se toma de forma prolongada en el tiempo. Aparte de esto, todavía no se ha observado ningún resultado antienvejecimiento.

Algunos consideran que este efecto sobre los músculos justificaría por sí mismo su uso como terapia antienvejecimiento. Al fin y al cabo, la sarcopenia (que es el nombre que recibe la pérdida de masa muscular) es uno de los síntomas clásicos del envejecimiento, y de los que más pueden afectar a la calidad de vida, ya que contribuye de forma importante a limitar los movimientos. Pero, como siempre, también debemos tener en cuenta los posibles efectos secundarios. No se sabe con exactitud cuáles pueden aparecer a largo plazo, pero se cree que la HGH puede incrementar el riesgo de tener diabetes y provocar hipertensión e incluso diversos tipos de cáncer.

El uso de HGH está restringido en la mayor parte del mundo; solo está aprobada para casos concretos de déficits hormonales en enfermedades. Esto ha propiciado la aparición de un mercado negro. Se calcula que unos treinta mil estadounidenses la toman de forma regular con la esperanza de frenar el envejecimiento. Las empresas farmacéuticas que la fabrican insisten en que debe utilizarse solo en los casos indicados, no para luchar contra el paso del tiempo. El Gobierno de Estados Unidos ha realizado campañas para detener el negocio ilegal de la HGH, como una en 2007 que terminó con veinte personas detenidas, muchas de ellas médicos.

La HGH no es la única hormona que podría servir para frenar el envejecimiento. Cada vez tenemos más pruebas que indican que el grupo de hormonas relacionadas con la insulina podría desempeñar un papel clave en este proceso. La insulina se fabrica en el páncreas y es necesaria para que el cuerpo pueda aprovechar los nutrientes que llegan a la sangre después de comer. La falta de insulina es una de las causas de la diabetes, una enfermedad que se caracteriza sobre todo por hacer que el cuerpo no pueda almacenar y aprovechar el azúcar que contienen los alimentos. Esto provoca que este azúcar se acumule en la sangre y genere serios problemas de salud. Entonces ¿qué tiene que ver la insulina con el envejecimiento? Se ha descubierto que, si se inhiben determinados componentes del grupo de proteínas relacionadas con la insulina, sobre todo las de la familia del factor llamado IGF1, se puede alargar la vida de seres vivos tan diferentes como moscas, gusanos, levaduras e incluso ratones.

A principios de los años noventa del siglo pasado, Cynthia Kenyon descubrió los efectos de la IGF1 sobre el envejecimiento gracias a sus experimentos con gusanos. Después se vio que los niveles de IGF1 en sangre también disminuyen con la edad en humanos, lo que ya sugiere que podría tener algo que ver con el envejecimiento. Además, si se aumentan artificialmente sus niveles en animales, estos envejecen más rápido. Y se ha observado que las hijas de personas que han superado los cien años tienen un nivel de IGF1 en la sangre más alto de lo normal.[100] Esto podría significar que existen factores genéticos, transmitidos de padres a hijos, que hacen que determinados individuos tengan más IGF1 que otros, lo que podría influir en la parte genética que determina la esperanza de vida.

El estudio de los genes relacionados con la insulina, y de rebote con el metabolismo, es uno de los más prometedores para llegar a entender los mecanismos hormonales implicados en el envejecimiento. Pero los posibles tratamientos derivados de esta relación no están tan claros. Al ser una red de hormonas muy importantes para el metabolismo, no será fácil encontrar una manera de modularla sin que se produzcan efectos secundarios.

En cualquier caso, se han depositado muchas esperanzas en la metformina, un fármaco que desde los años sesenta se ha administrado con frecuencia para controlar los casos leves de diabetes. Se observó que si se administra metformina a diversos animales de laboratorio, desde gusanos[101] hasta ratones,[102] viven más tiempo, lo que podría estar relacionado con cambios en su metabolismo e incluso generar un estado similar al que causa la restricción calórica. Se cree que la metformina también podría inhibir proteínas relacionadas con el envejecimiento, como la mTOR y la IGF1, incluso actuar en el ámbito de las mitocondrias.

Así pues, la metformina parece tener un rango muy amplio de acciones que todavía no conocemos bien, aunque algunas podrían estar relacionadas con el envejecimiento, lo que ha hecho que se investigue como posible fármaco para frenarlo. Los primeros estudios clínicos en no diabéticos no han aportado datos concluyentes. De momento, lo que sí sabemos es que los efectos secundarios son mínimos, ya que millones de personas la han tomado a lo largo de las últimas décadas y no han experimentado problemas serios. Nir Barzilai, del Albert Einstein College of Medicine, en Nueva York, es uno de los principales defensores de los efectos antienvejecimiento de la metformina, y sus estudios quizá acaben aclarando si es un buen fármaco antienvejecimiento o no, a pesar de que los primeros ensayos que ha llevado a cabo en humanos no han resuelto la incógnita.

Al margen de las hormonas, otros compuestos relacionados con el envejecimiento influyen en la comunicación entre células. Por ejemplo, se sabe que en la sangre de las personas jóvenes hay uno o más factores que permiten regenerar tejidos. Hacía tiempo que se sospechaba. De hecho, la célebre condesa Báthory, una aristócrata húngara que vivió en el siglo XVI, ya creía que así era, y por eso cuenta la leyenda que se bañaba en sangre de chicas vírgenes con la esperanza de mantenerse joven también a ella, una práctica que acabó integrándose en el imaginario de los vampiros.

Quizá la condesa Báthory no iba desencaminada. Un experimento clásico permite unir los sistemas circulatorios de dos ratones utilizando una técnica quirúrgica compleja, de modo que la sangre de cada uno de los animales circula a la vez por ambos, como si fueran un solo cuerpo. Esto se conoce como parabiosis, y la realizó por primera vez en 1864 el fisiólogo francés Paul Bert. Fue muy popular en estudios de fisiología animal durante la primera mitad del siglo XX, y a partir de la década de los setenta cayó en desuso, probablemente por la complejidad técnica para llevarla a cabo. A principios de este siglo[103] se rescató para estudiar las proteínas implicadas en el envejecimiento, sobre todo para identificar posibles «factores de juventud» que circulen por la sangre. El primero que tuvo esta idea fue el bioquímico estadounidense Clive McCay, ya en 1956. Sus análisis ofrecieron las primeras pistas de un posible efecto rejuvenecedor de la sangre joven, ya que la parabiosis hacía aumentar la densidad de los huesos de los ratones viejos, como si estuvieran rejuveneciendo.

Utilizando la parabiosis se ha observado que cuando se unen dos ratones jóvenes y se provoca una herida en uno de ellos, el tejido se regenera mucho más rápido que si se repite el experimento uniendo dos ratones viejos. Esto demuestra que los tejidos de los ratones jóvenes tienen más capacidad de regenerarse y recuperarse, como cabía esperar. Pero lo más sorprendente es que si se une un ratón viejo con uno joven y se hiere al viejo, este reacciona igual que uno joven, y el tejido se regenera rápidamente. Algo parecido se ha observado en el cerebro: el ratón viejo conectado al joven experimenta un incremento de las conexiones entre neuronas en determinadas partes del cerebro, algo típico de animales más jóvenes.

Estos experimentos sugieren que en la sangre del ratón joven hay un factor desconocido que rejuvenece al viejo. De hecho, ya se ha identificado un posible candidato. Se trata de la proteína GDF11, que desde hace tiempo se sabía que podía contrarrestar algunos de los síntomas típicos del envejecimiento. Se ha visto que una inyección de GDF11 reduce algunos problemas cardiacos en ratones viejos y estimula el crecimiento de neuronas en el cerebro. Se cree que esto sucede porque la GDF11 es capaz de controlar las células madre y reactivarlas. Si se inyecta GDF11 en ratones viejos, se observan efectos similares a los de la parabiosis, incluso un aumento de neuronas y de vasos sanguíneos,[104] y una mayor capacidad de regenerar músculos lesionados.[105] Sin embargo, todavía no está claro el efecto de la GDF11 en la longevidad; se han realizado estudios con resultados contradictorios sobre sus capacidades antienvejecimiento,[106,107] y serán necesarios más datos para saber qué capacidades tiene.

Si en humanos la GDF11 funcionara igual que en ratones, podría utilizarse para frenar el alzhéimer, mejorar el sistema circulatorio y reparar los músculos que han ido degenerándose con el tiempo. Sería más fácil que inyectarse plasma de donantes jóvenes, la alternativa más directa, lo que podría provocar reacciones inmunitarias y, si no se controla adecuadamente, transmitir enfermedades y generar un peligroso mercado negro de productos sanguíneos.

En cualquier caso, lo que parece cierto es que en la sangre hay uno o más factores que pueden estimular la regeneración de determinados tejidos en personas mayores, sea la GDF11 uno de ellos o no. Otros candidatos podrían ser la proteína llamada TGF-β, la hormona oxitocina y la proteína TIMP2, que se ha observado que mejora la memoria de los ratones viejos.[108]

Y no solo en la sangre; estos factores podrían encontrarse también en otros fluidos, por ejemplo, en el líquido cefalorraquídeo. Se ha observado que inyectar este líquido, que está en el cerebro y la médula, de ratones jóvenes a viejos también hace que recuperen la memoria, ya que refuerza la mielina, la capa que recubre las neuronas.[109] En este caso, el factor rejuvenecedor se llama FGF17, aunque no se descarta que otros también contribuyan a ello. Todo esto lleva a pensar que las transfusiones de plasma o de líquido cefalorraquídeo podrían ser en el futuro buenos tratamientos para enfermedades neurodegenerativas como el alzhéimer.

QUINTA PARTE

El impacto de no querer envejecer

21

El negocio del antienvejecimiento

Como hemos explicado a lo largo de este libro, después de varias décadas de intensa investigación, empezamos por fin a entender los mecanismos que definen los efectos del paso del tiempo en las células y, por lo tanto, en nuestro cuerpo, lo que significa que ya estamos en condiciones de intentar frenar o ralentizar el envejecimiento. Pero a pesar de lo que leemos a veces en la prensa y en los prospectos de cientos de productos que pueden encontrarse en muchas tiendas, todavía no lo hemos conseguido. Es importante insistir una vez más en que en la actualidad no existe ningún fármaco, suplemento, crema, dieta o procedimiento que se haya demostrado que actúe retrasando los procesos biológicos que causan el envejecimiento. Como mucho podemos recurrir al bótox y a la cirugía estética para «maquillar» los efectos del paso del tiempo sobre nuestro exterior, y al efecto hidratante de algunas cremas, pero estas intervenciones no tienen ninguna consecuencia biológica en el envejecimiento de los tejidos. Quizá hayamos descubierto buena parte del secreto de la vida eterna (o al menos las razones por las que no somos inmortales), pero esto no significa que tengamos la solución.

Aun así, el mercado está saturado de ofertas con la etiqueta antienvejecimiento o *antiaging*. Se ha creado una industria muy potente en torno a productos y estrategias que aseguran que nos permitirán vivir más tiempo o parecer más jóvenes. Podemos encontrar desde yogures hasta enemas, pasando por cremas para la piel, inyecciones, aparatos magnéticos, hormonas, extractos glandulares, hierbas, suplementos dietéticos y regímenes especiales, todos con la promesa de mantenernos jóvenes de una manera u otra. Internet es un medio especialmente fértil para ofrecer estos productos, lo que ha hecho que aumenten de forma exponencial en número y ventas gracias a este nuevo canal de distribución y propaganda. Y el hecho de que también se dediquen a este campo profesionales licenciados en medicina y otras ciencias biomédicas y que haya centros de esta especialidad en todo el mundo le otorga cierto aire de respetabilidad. No es extraño que esto confunda a la gente, sobre todo teniendo en cuenta que luchar contra el envejecimiento ha sido una obsesión de los humanos desde el principio de los tiempos.

Por suerte para esta industria, los organismos oficiales que regulan qué fármacos se aprueban para el consumo humano no suelen intervenir en el mercado de los llamados «suplementos». Por ejemplo, en Estados Unidos, si una sustancia no se considera un producto con intenciones curativas, sino un complemento de la dieta, puede comercializarse sin que la empresa que la fabrica deba demostrar que los efectos que promete son reales. Esto ha fomentado todo un mercado paralelo de sustancias de dudosa utilidad. Solo si alguna tiene un efecto adverso grave, las autoridades intervienen y la retiran del mercado. En Europa, al menos se exige que se demuestre que los suplementos no tienen efectos negativos y no son peligrosos, aunque tampoco se piden pruebas de que cumplen lo que prometen. Si se utiliza el lenguaje adecuado, se puede evitar caer en la ilegalidad y llegar así a un público que espera con mucho interés cualquier cosa que diga que puede mantenernos jóvenes.

Esto no significa que detrás de este negocio no haya ningún principio científico válido. No es de extrañar que ante la posibilidad de ganar inmensas cantidades de dinero, cualquier estudio que aparezca en una revista científica acabe utilizándose como excusa para vender algo nuevo. Es cierto que la mayoría de estos productos se basan en algún descubrimiento real, aunque se saltan un detalle esencial: la validación. Ya hemos dicho muchas veces en estas páginas que los resultados que se observan en células y en animales no son necesariamente los mismos en humanos. Utilizamos las mejores herramientas que tenemos para investigar, pero esto no significa que todo lo que descubrimos en el laboratorio pueda extrapolarse a lo que sucede en nuestro cuerpo. Una cosa es conseguir alargar la vida a un ratón, algo que ya hemos logrado de diversas maneras, y otra muy diferente hacerlo en humanos.

Las ganas de enriquecernos, por una parte, y las de vencer los estragos de la edad, por otra, hacen que vayamos demasiado rápido y que nos saltemos los pasos necesarios en el desarrollo de cualquier tratamiento o fármaco. De momento, lo mejor es no derrochar dinero en cosas inútiles y esperar a que los científicos confirmen sus resultados preliminares. No hacerlo puede ser peligroso.

A pesar de la falta de tratamientos que funcionen, el estudio de las terapias para contrarrestar los efectos de la edad es una disciplina científica que está avanzando a una velocidad espectacular, y seguro que tendrá resultados positivos en un futuro próximo. Algunos de los mecanismos biológicos implicados en el envejecimiento, aunque seguramente no todos, serán la base para posibles tratamientos, como hemos visto en este libro, y es muy probable que, si existe una solución al problema del envejecimiento, se trate de una combinación de acciones que actúen en más de uno de los factores clave a la vez. Pero hasta que no encontremos la manera de reducir los posibles efectos secundarios, todo tratamiento para aumentar la longevidad y la calidad de vida está condenado al fracaso.

Algunos expertos creen con firmeza en la posibilidad no

solo de frenar el envejecimiento, sino también de vencerlo. El abanderado de este grupo con un punto de vista radical es Aubrey de Grey, un gerontólogo inglés que estudió en Cambridge. De Grey ha fundado la revista científica *Rejuvenation Research* y la Methuselah Foundation, destinada a encontrar la fórmula de la inmortalidad siguiendo principios científicos. En sus polémicos escritos, De Grey afirma que, si detenemos del todo la degeneración de las células, no hay razón para que nuestro cuerpo no pueda seguir funcionando indefinidamente, hasta los mil años e incluso más. Sostiene que hay siete tipos diferentes de daños que la edad inflige en nuestras células y dice que existen maneras de detener cada uno de estos efectos negativos. Es lo que llama estrategias para ingenierizar una senescencia insignificante (SENS por sus siglas en inglés), su receta (teórica) para la inmortalidad.

Muchos científicos califican lo que hace De Grey de pseudociencia. La revista científica *Technology Review*, editada por el Massachusetts Institute of Technology, de Boston, llegó a ofrecer en 2005 diez mil dólares a quien pudiera demostrar que el SENS era una teoría «tan equivocada que ni siquiera merecería que se debatieran sus méritos». La Methuselah Foundation contraatacó añadiendo al premio otros diez mil dólares. Al final, ninguno de los cinco grupos que enviaron sus trabajos se llevó los veinte mil dólares, porque los miembros del jurado consideraron que no habían conseguido probar que las teorías de De Grey eran absurdas. El jurado reconoció que De Grey tampoco había demostrado que lo que afirmaba era válido, así que el combate quedó en tablas.

Otro científico de renombre que cree en la posibilidad de ser casi inmortales es Ray Kurzweil, que ha estudiado desde la inteligencia artificial hasta la singularidad (el momento en que la tecnología habrá avanzado tanto que será incontrolable). Kurzweil cree que la solución al envejecimiento vendrá de la fusión entre humanos y máquinas, lo que según él podría suceder en dos o tres décadas. En teoría, sustituir las partes del cuerpo humano que no funcionan por equivalentes mecánicos evitaría la muerte por enfermedad. Este escenario podría acabar con un cerebro humano dentro de un cuerpo totalmente artificial que, si va reparándose, duraría para siempre. Quizá no sería necesario recurrir a piezas de repuesto si pudiéramos generar órganos sintéticos en el laboratorio a partir de células madre, uno de los objetivos de la medicina regenerativa, que de momento todavía queda lejos. Tanto una vía como la otra chocan con un problema importante: el cerebro es el órgano que no podemos sustituir, porque es donde está la esencia de nuestra persona, y aunque el cuerpo se mantenga joven de una manera u otra, las enfermedades neurodegenerativas ganarían tarde o temprano la partida.

Dejando aparte los puntos de vista más extremos, podríamos considerar que las estrategias antienvejecimiento siguen dos líneas principales. Por un lado, intentan incrementar la esperanza de vida previniendo las enfermedades asociadas a la edad; aumentar la esperanza de vida media y los años de buena salud también puede conseguirse al reducir las enfermedades más frecuentes, sin tener que interferir directamente con los mecanismos del envejecimiento. Si consiguiéramos descubrir cómo tratar las enfermedades que todavía no sabemos cómo resolver (algunos cánceres, alzhéimer, problemas cardiovasculares, etcétera), ya tendríamos un importante efecto positivo en la longevidad y en la calidad de vida de la población. La segunda estrategia se centra en atacar las bases biológicas para desconectar los mecanismos del envejecimiento. Los dos campos están avanzando a gran velocidad y en paralelo, y seguro que a lo largo de las próximas décadas veremos en ambos éxitos que cambiarán radicalmente nuestra manera de entender la gestión de la salud de las poblaciones envejecidas.

22

¿Se puede alcanzar la vida eterna?

A la humanidad le salen canas; las pirámides de población están invirtiéndose en la mayoría de los países desarrollados porque cada vez nacen menos niños y más personas llegan a la vejez. Esto es posible gracias a los avances de la medicina, que hacen que nuestra esperanza de vida no haya dejado de aumentar en las últimas décadas. Si a lo largo de la mayor parte de nuestra historia el ser humano vivía una media de entre treinta y cinco y cuarenta años, a principios del siglo XX, para un habitante de una zona industrializada esta cifra había pasado a ser de cincuenta años. Avancemos cien años más: a inicios del siglo XXI había llegado a los setenta y cinco, y en muchos países ya hemos cruzado la barrera de los ochenta. En solo un siglo, nuestro tiempo de vida ha experimentado el espectacular incremento de un 50 por ciento: ha aumentado unos dos años cada década, hasta el punto de que en la actualidad duplica el de hace dos siglos.

Una consecuencia directa de esta longevidad es que, si la media de edad de la población mundial era de unos veintiséis años en 2000, con seiscientos millones de personas mayores de sesenta y cinco años, se calcula que en 2050 llegará a ser de treinta y siete. En ese momento, los mayores de sesenta y cinco años serán dos mil millones, con una esperanza de vida media en la mayoría de los países desarrollados por encima de los ochenta y cinco años. Se cree que en 2100 la edad media de la humanidad podría llegar a los cuarenta y siete años, con Europa en cabeza con cincuenta y siete años.

Estas tendencias son, como decíamos, el resultado del aumento de la longevidad, acompañado del descenso de la natalidad. La consecuencia es que en 2050 probablemente habrá más del doble de ancianos que de jóvenes menores de quince años. A medida que hemos ido progresando, reproducirnos ha dejado de ser la principal prioridad, y vivir más (y mejor) ha pasado al primer plano.

Pero ¿hasta cuándo puede seguir aumentando nuestra esperanza de vida media a este ritmo? A finales del siglo pasado se creía que había un límite, alrededor de los ochenta y cinco años, a partir del cual se frenaría el incremento. En estos momentos ya estamos superando esta cifra: las mujeres japonesas, por ejemplo, la población más longeva actualmente, tienen una esperanza de vida media superior a los ochenta y siete años y medio (y se calcula que las coreanas las adelantarán y llegarán a los noventa años antes de 2030). Las sigue Italia con ochenta y seis, y España tampoco está muy lejos, con ochenta y cinco. Entonces, ¿existe un tope o no? ¿La esperanza de vida en el próximo siglo será de cien años, como predice la tendencia, o alcanzaremos antes un máximo?

El éxito de lo que podríamos llamar la primera fase de las mejoras de la longevidad se debe principalmente al aumento de la higiene y el descubrimiento de las vacunas y los antibióticos. En otras palabras, ganar la lucha contra los microbios. Esto redujo de forma espectacular, en el siglo XIX y principios del XX, las muertes por enfermedades infecciosas y en especial la mortalidad infantil, que era uno de los principales factores limitantes. Hasta una cuarta parte de los niños morían durante los primeros cinco años de vida, lo que disminuía mucho la media de la esperanza de vida cuando se consideraba toda la población. Los microbios, sobre todo virus y bacterias, eran los últimos depredadores que nos quedaban por vencer, y las vacunas y los antibióticos nos proporcionaron las armas que necesitábamos para controlar la mayoría de ellos. Así empezó la gran revolución médica, en la que también debemos reconocer el mérito de los avances sociales que hicieron llegar agua limpia a ciudades y pueblos, y consiguieron establecer un sistema de eliminación de residuos eficaz.

Todas estas medidas definieron el progresivo aumento de la longevidad al menos hasta mediados del siglo xx. Después empezó una segunda fase, en la que el enemigo al que vencer era diferente. El progreso a partir de entonces ha sido consecuencia de las mejoras en el conocimiento médico en general, que nos han permitido ir controlando las principales enfermedades responsables de acortarnos la vida; por ejemplo, el cáncer, que hace menos de cien años era una enfermedad con una mortalidad cercana al 100 por ciento y hoy ya puede frenarse en más del 60 por ciento de los casos. Otro ejemplo sería la presión arterial elevada y los problemas cardiovasculares mortales que genera, que en la actualidad podemos mitigar en buena medida gracias a los fármacos antihipertensivos. Y podríamos citar muchos más.

Esto nos ha traído hasta el punto actual, en el que la gran mayoría de la población llega a la tercera edad, algo excepcional cuando los primeros humanos empezaban a expandirse por el planeta. ¿Qué más podemos hacer ahora para continuar con la tendencia? La segunda fase no ha terminado del todo, porque, como decíamos antes, todavía hay enfermedades que nos limitan. El cáncer y problemas cardiovasculares seguirán siendo importantes, pero además sufrimos otros trastornos «modernos», como las enfermedades neurodegenerativas. Si consiguiéramos reducir la mortalidad que causan, entonces sí que la gran mayoría de la población podría alcanzar este máximo teórico de longevidad del ser humano. ¿Cómo será entonces la «tercera fase» de la lucha contra el envejecimiento? En ese momento, las terapias antienvejecimiento, como las que hemos anticipado en este libro, por fin desempeñarán un papel importante.

Quizá entonces podremos saber si la longevidad humana tiene un límite máximo. El récord, como decíamos al principio, lo tiene Jeanne Louise Calment, que murió en 1997 a la edad de ciento veintidós años. La persona con más edad en el mundo mientras escribimos este libro es Maria Branyas, una catalana nacida en marzo de 1907, que la sigue de cerca. Como hay poco más de una docena de personas que se sepa con seguridad que han superado los ciento quince años, podría pensarse que existe una barrera, quizá alrededor de los ciento veinte años, que el cuerpo humano no puede franquear por mucho que nos esforcemos en mantenerlo sano. Algunos análisis consideran que este tope existe y que es, como mucho, de ciento veinticinco años. Argumentan que la esperanza de vida ha aumentado a lo largo del último siglo y medio, pero que ya está ralentizándose,[110] y que la cantidad de personas que llegan a edades muy avanzadas no ha variado desde los años ochenta del siglo pasado.[111] Otros, basándose en estudios como un análisis de más de cuatro mil personas que han superado los cien años,[112] creen que no existe límite teórico de la longevidad. De hecho, el riesgo de morir aumenta progresivamente con la edad, como cualquiera deduciría sin saber nada de estadística, pero en cuanto se llega a los cien años, se estabiliza (a casi un 50 por ciento de probabilidades de morir a lo largo del año, como lanzar una moneda al aire), lo que hace pensar que sobrevivir a partir de estas edades no depende de ningún límite biológico, sino más bien de la suerte.

Cuando lleguen los primeros fármacos antienvejecimiento, es posible que esta discusión deje de tener sentido, porque nos permitirán saltar cualquier barrera biológica que podamos tener inscrita en los genes. Compuestos como los senolíticos, la metformina, el resveratrol y la rapamicina, o alguno de sus derivados, parece que tendrán posibilidades de producir algún efecto en la longevidad, y es muy probable que se encuentren otros igual de potentes o más. Por desgracia, el estudio del envejecimiento en humanos es muy complejo, sobre todo porque podemos tardar décadas en comprobar si un fármaco ha tenido algún efecto, de manera que nunca podremos ir tan rápido como querríamos.

23

Pensar en las consecuencias

Pensemos por un momento que los humanos conseguimos de algún modo prolongar el tiempo que vivimos mucho más allá de los límites actuales. ¿Qué consecuencias sociales tendría este aumento de la longevidad? Ante todo deberíamos tener en cuenta una serie de consideraciones éticas. Algunos conservadores han criticado el hecho de invertir esfuerzos en detener el envejecimiento diciendo que equivale a ir en contra del orden natural de las cosas. Los más religiosos lo consideran un intento de «jugar a ser Dios». Este punto de vista puede rebatirse con un argumento simple: desde el principio de la civilización, todos los avances de la medicina han contribuido a alargarnos la vida más allá de lo que originalmente estaba previsto; según este punto de vista, investigar las causas del envejecimiento no iría más en contra de los principios considerados divinos que intentar curar el cáncer.

Por otra parte, algunos consideran que nuestra esperanza de vida original, cuando aparecieron los primeros humanos modernos, era fruto de años de evolución y de un armonioso equilibrio con el ecosistema, con parte de nuestro ciclo vital y con lo que nos define como seres humanos. Alterar este equilibrio, al que hemos llegado después de tantos milenios de perfeccionamiento, podría tener consecuencias nefastas para toda la Tierra, como ya hemos empezado a ver a partir del momento en que hemos conseguido controlar las principales causas de muerte y ampliar los años que vivimos. La pregunta que deberíamos plantearnos desde una perspectiva ecológica sería: ¿puede sostener nuestro planeta un incremento aún más importante del número de humanos? ¿Prolongar nuestra longevidad más allá de los límites biológicos actuales es una manera innecesaria de contribuir a la ya peligrosa superpoblación del planeta?

En la actualidad, la población de la Tierra ha superado ya los ocho mil millones de personas. Antes se creía que se detendría en unos nueve mil millones, alrededor del año 2050, y después iría descendiendo poco a poco. Estudios más recientes calculan que la cifra seguiría creciendo, que superaría los diez mil millones en 2100 y que a partir de ahí se estancaría. Estas previsiones a tan largo plazo son complejas, pero lo que parece cierto es que en las próximas décadas no solucionaremos el problema de la superpoblación del planeta.

Ahora bien, hoy en día las mujeres tienen la mitad de hijos que sus abuelas, y todo parece indicar que la natalidad seguirá descendiendo, como ya ha sucedido en la mayoría de los países desarrollados y como muy probablemente acabará pasando en los demás. Por lo tanto, el crecimiento de la población mundial debería estabilizarse en algún momento. Pero si antes conseguimos alargar sustancialmente la vida de una parte importante del planeta, tardará más en conseguirse este equilibrio y quizá acentuaremos una crisis ya de por sí compleja de abordar. ¿Llegaremos antes a un colapso por falta de recursos?

En el caso de que el aumento de la longevidad amenace con un grave exceso de población, se podría ser más estricto con el número de nacimientos en los lugares donde todavía no se ha llegado a una reducción importante para compensar el incremento del porcentaje de personas de la tercera edad. Esto requeriría la intervención del Estado y quizá incluso una legislación internacional, lo que con toda probabilidad sería complejo y polémico. El control de la población no es un concepto nuevo. Incluso en la Grecia antigua, sabios como Platón y Aristóteles elogiaban las virtudes de regular el tamaño de ciudades-Estado como Esparta. La política del Gobierno chino de permitir un solo hijo por pareja, introducida en 1978 y cancelada en 2015, es probablemente el ejemplo contemporáneo más conocido de la legislación para regular la natalidad. La estrategia de «un hijo por pareja» tuvo éxito en lo que se refiere a su objetivo principal: frenar el crecimiento de la población de China. Se cree que si no se hubiera puesto en práctica, habría habido cuatrocientos millones de chinos más. Pero las consecuencias sociológicas y psicológicas todavía no se han evaluado del todo. En la práctica, esto ha provocado que China tenga una generación con un 10-20 por ciento menos de mujeres que de hombres, debido a los abortos selectivos y otras prácticas machistas. Algunos expertos han propuesto que las sociedades con exceso de chicos jóvenes son más violentas e inestables. Mencionan, por ejemplo, que en los últimos años se ha duplicado el porcentaje de delitos en China. La falta de mujeres también aumentaría el tráfico sexual y la prostitución.

Aunque no sea necesario aplicar este tipo de medidas restrictivas y la población mundial acabe estabilizándose por sí sola, ¿qué consecuencias tendrá que los porcentajes se desequilibren en favor de las personas de edades más avanzadas? Si uno de los problemas que podemos anticipar es la dificultad de conseguir recursos para una masa humana que se acerca a los límites de la sostenibilidad, ¿tiene algún sentido favorecer el porcentaje de habitantes que más necesitan estos recursos y que menos pueden contribuir a generarlos? Actualmente en el mundo hay una media de nueve adultos en edad de trabajar por cada persona mayor, y se cree que este número bajará a cuatro antes de 2050, con casos extremos como Japón, donde la cifra podría acercarse más a dos. Cuanto más vieja sea una población, más baja será esta proporción, hasta llegar al punto de que podría no haber suficientes personas productivas para mantener a las que se jubilan. Continuar aumentando la esperanza de vida media puede tener consecuencias económicas graves, ya que los países deberían mantener durante más tiempo a sus pensionistas u obligarlos a jubilarse a edades más avanzadas. ¿Sería tolerable para la sociedad una jubilación a los ochenta años? ¿Y si conseguimos que los humanos podamos vivir hasta los doscientos años? ¿Significará que tendremos que trabajar durante un siglo y medio antes de poder disfrutar del merecido descanso?

Hoy en día, la jubilación obligatoria no está permitida en Estados Unidos, y en lugares como Japón no es extraño seguir trabajando superados los sesenta y cinco años. Pero en muchos países europeos la jubilación es obligatoria, y se aplica a partir de unos límites que se han mantenido estáticos durante casi un siglo. Debido al progresivo aumento de la esperanza de vida, algunos países empiezan a tener la necesidad de modificar las leyes de jubilación y pensiones. Pero incluso pequeños cambios en este sentido generan violentas protestas por parte de los afectados, como hemos visto en los últimos años. Si en el futuro es preciso aumentar los años productivos para que cuadren los números, es fácil imaginar que algunos gobiernos tendrán serios problemas para convencer a sus ciudadanos.

Una solución parcial podría ser que los mayores de sesenta y cinco años que así lo quieran puedan seguir trabajando, algo que, según encuestas recientes, muchos elegirían encantados, porque todavía se sienten con energía para ello. En principio, podría ser bueno, porque reduciría el número de personas que querrían jubilarse y ampliaría la parte productiva de la población, de modo que las dificultades con las pensiones podrían solucionarse. Pero habría otros problemas. Por ejemplo, a las personas mayores les cuesta adoptar las nuevas tecnologías. Basta con comparar la generación de los «nativos digitales» (los

nacidos a partir de 1980, que han crecido en un mundo lleno
de ordenadores) con la de los «inmigrantes digitales» (los que
han aprendido a utilizar ordenadores siendo ya adultos), siguiendo los conceptos descritos por Marc Prensky.[113] Los primeros tienen más capacidad de utilizar las herramientas que
permiten ser más productivos, y por lo tanto su trabajo puede
tener un mayor rendimiento para la sociedad. Con el aumento
de los años de actividad, crearíamos una población laboral di-
vidida entre los que están adaptados al presente y los que siguen anclados en el pasado. Esto sucedería no solo en el entorno laboral, sino también en el social; el número de personas
que se sentirían fuera de lugar en un mundo que se parece muy
poco al que conocieron en su juventud sería cada vez más elevado, con todos los problemas psicológicos y sociales que esto
comportaría.

Volviendo al tema laboral, probablemente surgiría otro
obstáculo: ¿cómo podrían generarse suficientes puestos de trabajo para todo el mundo si vamos posponiendo cada vez más
la edad de jubilación, aunque solo sea la de unos cuantos?
¿Cómo conseguirían los jóvenes entrar en un mercado saturado por las generaciones anteriores? ¿Cómo lograrían acumular
la experiencia necesaria para trabajar si ya hay mucho personal
experto? Algunos creen que los beneficios de diferir el envejecimiento no compensan los problemas que pueden crear en
nuestra estructura social. En cambio, otros dicen que esta visión es incorrecta y que tener una población productiva durante más tiempo sería beneficioso para la economía y para
todos en general.

Otra de las consideraciones que suelen plantearse es que
los logros de la ciencia del envejecimiento pueden llevar a una
diferencia aún más pronunciada de las clases sociales, con individuos ricos de países avanzados viviendo ciento cincuenta
años o más, mientras que los de entornos socioeconómicos

menos favorecidos y sociedades en vías de desarrollo continuarían con una esperanza de vida media de cincuenta años o menos. ¿Quién podrá beneficiarse de esta nueva medicina? ¿Estará al alcance de todo el mundo o habrá límites geográficos (en función del lugar en el que vivimos) y económicos (en función de nuestra capacidad de pagar los costes)?

Ya sabemos que el acceso a nuevos medicamentos siempre acaba favoreciendo a los habitantes de los países desarrollados en detrimento de los más pobres, al menos al principio. Esta ha sido una de las principales causas por las que ha habido una gran diferencia en la esperanza de vida entre los dos grupos durante mucho tiempo (en 1950 ya era de sesenta y cinco años en los países desarrollados, y de cuarenta y uno en los demás). Se predice que esta diferencia se reducirá progresivamente y se convertirá en una relación de solo 88/81 a finales de este siglo, de modo que se llegará casi a un punto de equilibrio. Pero si pudiéramos frenar el envejecimiento, ¿volverían a dispararse las desigualdades? Basándonos en la historia de la comercialización de cualquier fármaco, desde los antibióticos hasta las vacunas contra la COVID-19, lo lógico es pensar que sí, al menos durante un tiempo.

Así pues, tenemos pocas dudas de que, si en algún momento se descubre un sistema para ralentizar el proceso de envejecimiento, al principio será caro y difícil de conseguir, y por lo tanto solo podrán acceder a él los más adinerados. Nos encontraríamos entonces ante un modelo social en el que los favorecidos vivirían mucho más, una situación que podría perpetuarse, ya que los millonarios tendrían aún más tiempo para incrementar sus fortunas y agrandar las diferencias económicas. En contra de este punto de vista podría decirse que el mero hecho de que en un principio una tecnología médica no esté disponible para todos los habitantes del planeta no es excusa para no aplicarla al menos en los lugares donde es posible hacerlo, porque esto impediría que muchas personas pudieran beneficiarse de forma inmediata. Al menos así es como se ha hecho con la mayoría de los avances científicos en los últimos siglos. Privar de los potenciales beneficios a unos pocos porque no todo el mundo podrá disfrutar de ellos tampoco parece justo.

Lo más probable es que al principio sean pocos los que tengan acceso a un fármaco antienvejecimiento, pero que el grupo vaya ampliándose progresivamente hasta que algún día la mejora llegue a casi todos los rincones del planeta. Ha habido numerosos casos a lo largo de la historia que así lo sugieren. Por ejemplo, los antirretrovirales han tenido mayor impacto en evitar las muertes por sida en Norteamérica y Europa que en otras partes del planeta, donde el acceso es todavía limitado. Y han salvado la vida a quienes los han recibido a lo largo de las últimas décadas. ¿Deberíamos haberlos privado de esta posibilidad en nombre de la igualdad, porque muchas otras personas (por ejemplo en África y Asia) al principio (y todavía ahora) no se los podían permitir?

La pregunta que se hacen algunos no es quién *podría*, sino quién *debería* beneficiarse de los tratamientos antienvejecimiento. Si en un principio no todo el mundo puede acceder a estos fármacos, quizá la extensión del tiempo de vida debería permitirse solo a aquellos que «se la ganen». Esto podría definirse en función de las contribuciones del individuo a la sociedad. De esta forma prolongaríamos la vida preferentemente a aquellos que aportaran algún tipo de beneficio general (sabios, benefactores, artistas...). Por supuesto, correríamos el riesgo de que el sistema cayera en el abuso y la corrupción, pero sería una alternativa interesante a dejar que el dinero decida o liberalizar por completo su acceso.

Por todos estos motivos, la investigación sobre el envejecimiento es un campo muy polémico, del que sin duda oiremos hablar mucho a medida que vayan produciéndose más descubrimientos importantes. Desarrollar terapias para aumentar la longevidad no puede verse como un avance meramente científico o médico: conlleva consecuencias socioeconómicas muy importantes que tendrán que considerarse con calma antes de que los primeros fármacos antienvejecimiento se pongan a la venta. Es poco probable que consigamos la vida eterna, pero no parece que esté fuera de nuestro alcance ralentizar el envejecimiento de manera lo suficientemente significativa para que algún día una parte importante de la población pueda vivir más de cien años en buenas condiciones físicas y mentales.

La ciencia no se detendrá, y cada vez entenderemos mejor por qué envejecemos. Estamos muy cerca de las primeras terapias con un efecto antienvejecimiento real. Es un buen momento para iniciar un debate que nos permita encontrar la mejor manera de aprovechar este nuevo conocimiento y limitar los problemas que pueden derivarse de él.

Agradecimientos

Manel Esteller. Mi agradecimiento a mi mujer y a mi hijo, mis rocas. En memoria de todos aquellos que la perdieron a causa de enfermedades neurodegenerativas relacionadas de algún modo con el envejecimiento, como mi madre, Rosa Badosa Valls, mi abuela Paquita Valls Valero y Ferran Climent, mi profesor de Bioquímica en la facultad de Medicina de la Universidad de Barcelona.

Salvador Macip. Muchas gracias a Núria Puyuelo por la chispa que inició este proyecto y a Manel por querer embarcarse en él conmigo. Gracias a Yolanda Porter, Antoni-Jordi Macip, Josefina Maresma, Carlota Torrents y Natàlia Berenguer por su ayuda en el proceso de crear este libro. Gracias a Stuart Aaronson por guiar mis primeros pasos en el campo de la investigación sobre el envejecimiento. Gracias también a todos los científicos que han pasado por el Mechanisms of Cancer and Ageing Lab y que han buscado conmigo el secreto de la vida eterna. Quisiera dedicar este libro a Ana Salcedo. También a Pol por hacerme sentir cada día un poco más viejo, y a Yolanda por haber querido envejecer a mi lado.

Referencias bibliográficas

1. Martínez, D. E., *Exp Gerontol*, 1998; 33(3):217-225.
2. Pascual-Torner, M., *et al.*, *Proc Natl Acad Sci USA*, 2022 Sep 6; 119(36):e2118763119.
3. Warner, D. A., *PNAS*, 113(23):6052-6507 (2016).
4. Kirkwood, T. B., *Nature*, 1977 Nov 24; 270(5635):301-304.
5. Kawahara, M., *et al.*, *Hum. Reprod.* (2009); doi: 10.1093/humrep/dep400.
6. Bou Sleiman, M., *et al.*, *Science*, 377, eabo3139 (2022).
7. Williams, G. C., *Evolution*, 1957; 11, 398-411.
8. Jones, D. L. y Rando, T. A., *Nature Cell Biol*, 2011; 13, 506-512.
9. Sharpless, N. E. y DePinho, R. A., *Nature Reviews Molecular Cell Biology*, 2007; 8:703-713.
10. Tyner, S. D., *et al.*, *Nature*, 2002; 415:45-53.
11. Maier, B., *et al.*, *Gens Dev*, 2004 Feb 1; 18(3):306-319.
12. García-Cao, I., *et al.*, *EMBO J*, 2002; 21:6225-6235.
13. Peto, R., *et al.*, *Br J Cancer*, 1975 Oct; 32(4):411-426.
14. Abegglen, L. M., *et al.*, *JAMA* (2015); doi:10.1001/jama.2015.13134.
15. Tian, X., *et al.*, *Nature*, 499 (7458):346-349; doi: 10.1038/nature12234.
16. Harding, C., *et al.*, *Cancer Res*, 2008; 68:(11). June 1, 2008.
17. Weismann, A., *Essays Upon Heredity and Kindred*

Biological Problems, vol. 1, 2.ª ed., 1891, Oxford: Clarendon Press.

18. Harman, D., «Aging: a theory based on free radical and radiation chemistry», *J Gerontol*, 1956 Jul; 11(3):298-300.

19. Munro, D., *et al.*, *Aging Cell*, 2019; 18:e12916.

20. Herskind, A. M., *et al.*, *Hum. Genet*, 1996; 97, 319-323.

21. Kaplanis, J., *et al.*, *Science*, http://dx.doi.org/10.1126/science.aam9309 (2018).

22. Ruby, J. G., *et al.*, *Genetics*, 210(3):1109-1124 (2018).

23. Bredberg, J., *et al.*, *PNAS*, 118(32); e2110032118 (2021).

24. Erikson, G. A. , *et al.*, *Cell*, 2016, 165:1002-1011.

25. Friedman, D. B., *et al.*, *Genetics*, 118, 75-86 (1988).

26. Willcox, B. J., *et al.*, *Proc Natl Acad Sci USA*, 2008 Sep 16; 105(37):13987-13992.

27. Sebastiani, P., *PLOS ONE*, 2012; doi: 10.1371/journal.posa.0029848.

28. Fraga, M. F., *et al.*, *PNAS*, 2005; doi_10.1073_pnas.0500398102.

29. Heyn, H., *PNAS*, 2012; doi/10.1073/pnas.1120658109.

30. Bianconi, E., *Ann Hum Biol*, 2013 Nov-Dec; 40(6): 463-471.

31. López-Otín, C., *et al.*, *Cell*, 2013; http://dx.doi.org/10.1016/j.cell.2013.05.039.

32. López-Otín, C., *et al.*, *Cell*, 2023 Jan 19; 186(2):243-278.

33. Pang, S., *et al.*, *Nat Aging*, 2023 Apr; 3(4):436-449.

34. Blasco, M. A., *Nat Chem Biol*, 2007 Oct; 3(10):640-649.

35. Fick, L. J., *Cell Reports*, 2012; 1530-1536.

36. Vera, E., *Cell Reports*, 2012; 2, 732-737.

37. Whittemore, K., *et al.*, *PNAS*, 116 (30):15122-15127 (2019).

38. Underwood, E., «The final countdown», *Science* (2015), 350, 6265:1188-1190.

39. Sayed, N., *et al.*, *Nature Aging* (2021), 1, 598-615.

40. Fahy, G. M., *et al.*, *Aging Cell*, 2019; 00:e13028.

41. Erikson, G. A., *et al.*, *Cell*, 165, 1002-1011 (2016).

42. Bellantuono, I., *Nature* (2018), 554:293-295.

43. *Ibidem.*

44. Medawar, P. B., *An Unsolved Problem in Biology*, H.K Lewis, 1952.

45. Villeda, S. A., *et al.*, *Nature*, 477, 90-94 (2011).

46. Bethlehem, R. A. I., *et al.*, *Nature*, 604, 525-533 (2022).

47. Blanchard, J. W., *et al.*, *Nature*, 611, 769-779 (2022).

48. Zhang, Y., *et al.*, *Nature*, 548, 52-57 (2017).

49. Wyss-Coray, T., *Nature*, 10; 539(7628):180-186 (2016).

50. Ekpenyong-Akiba, A. E., *et al.*, *Aging Cell*, 19(1): e13079 (2020).

51. Hanahan, D., *et al.*, *Cell*, 2000 Jan 7; 100(1):57-70.

Hanahan, D., *et al.*, *Cell*, 2011 Mar 4; 144(5):646-674.

Hanahan, D., *Cancer Discov*, 2022 Jan; 12(1):31-46.

52. Ocampo, A., *et al.*, *Trends in Molecular Medicine*, 22(8):725-738 (2016).

53. Bárcena, C., *Nature Medicine*, 25:1234-1242 (2019).

54. Cao, X., *et al.*, *Nat Commun*, 19; 13(1):2135 (2022).

55. Baker, D. J., *et al.*, *Nature*, 2011 Nov 2; 479(7372):232-236.

56. Althubiti, M., *et al.*, *Cell Death Dis*, 2014 Nov 20; 5:e1528.

57. Mizushima, S., *et al.*, *J. Cardiovasc. Risk* (1997), 4, 191-199.

58. Poulain, M., *et al.*, *Experimental Gerontology* (2004), 39(9):1423-1429.

59. Mattison, J. A., *et al.*, *Nature*, 2012; 489, 318-321.

60. *Cell Metab.*, 2018, 27(4):805-815.e4.

61. Petrascheck, M., *et al.*, *Nature*, 2007 Nov 22; 450(7169):553-556.

62. Mercken, E. M., *et al.*, *Aging Cell*, 2014 Oct; 13(5): 787-796.

63. Harrison, D. E., *et al.*, *Nature*, 2009 Jul 16; 460(7253): 392-395.

64. Howitz, K. T., *et al.*, *Nature*, 2003 Sep 11; 425(6954): 191-196.

65. Singh, P., *et al.*, *Science*, 380, eabn9257 (2023).

66. Herbert, K. E., *et al.*, *Eur J Nutr*, 2006 Mar; 45(2):97-104.

67. Sayin, V. I., *et al.*, *Sci Transl Med*, 2014 Jan 29; 6(221):221ra15.

68. Polyak, K., *et al.*, *Nature*, 1997 Sep 18; 389(6648):300-305.

69. Macip, S., *et al.*, *Mol Cell Biol*, 2003 Dec; 23(23):8576-85.

70. Piskounova, I., *et al.*, *Nature*, 2015 Oct 14; doi: 10.1038/nature15726.

71. Le Gal, K., *et al.*, *Sci Transl Med*, 2015 Oct 7; 7(308):308re8.

72. DeNicola, G. M., *Nature*, 2011 Jul 6; 475(7354):106-109.

73. Ross, J. M., *et al.*, *Nature*, 2013; www.nature.com/doifinder/10.1038/nature12474.

74. Harman, D. J., *Am Geriatr Soc*, 1972; 20, 145-147.

75. Houtkooper, R. H., *et al.*, *Nature*, 497, 451-457 (2013).

76. Sahin, E., *et al.*, *Nature*, 470, 359-365 (2011).

77. Shen, I. Z., *et al.*, *Nature*, http://dx.doi.org/10.1038/nature13012 (2014).

78. Hayflick, L., *Exp Cell Res*, 1965 Mar; 37:614-636.

79. Krtolica, A., *et al.*, *Proc Natl Acad Sci USA*, 2001 Oct 9; 98(21):12072-12077.

80. Acosta, J. C., *et al.*, *Nat Cell Biol*, 2013 Aug; 15(8): 978-990.

81. Muñoz-Espín, D., *et al.*, *Cell* (2013),155:1104-1118.

82. Storer, M., *et al.*, *Cell* (2013), 155:1119-1130.

83. Baker, D. J., *Nature*, 2011 Nov 2; 479(7372):232-236.

84. Poblocka, M., *et al.*, *Sci Rep*, 2021 Oct 13; 11(1):20358.

85. Ekpenyong-Akiba, A. E., *et al.*, *Aging Cell*, 2020 Jan; 19(1):e13079.

86. Sen, P., *et al.*, *Cell*, 166:822-839, 2016.

87. Fahy, G. M., *et al.*, *Aging Cell*, 2019; 00:e13028.

88. Drew, L., *Nature*, 601:S20-22, 2022.

89. Voisin, S., *et al.*, *Aging Cell*, 2023; 00:e13859.

90. Schnitz, L. L., *et al.*, *Proc Natl Acad Sci USA*, 119, e2208530119 (2022).

91. Jaskelioff, M., *et al.*, *Nature* (2011), 469,102-106.

92. Bernards de Jesus B., *et al.*, *EMBO Mol Med*, 2012 Aug; 4(8):691-704.

93. DeBoy, E. A., *et al.*, *N Engl J Med*, 2023, 388:2422-2433.

94. Chakkalakal, J. V., *et al.*, *Nature*, 2012; doi: 10.1038/nature11438.

95. Boehma, A. M., *et al.*, *Proc Natl Acad Sci USA*, 2012 Nov 27; 109(48):19697-19702.

96. Adorno, M., *et al.*, *Nature*, 2013; http://dx.doi.org/10.1038/nature12530.

97. Macip, C. C., bioRxiv 2023.01.04.522507; doi: https://doi.org/10.1101/2023.01.04.522507.

98. Ocampo, A., *et al.*, *Cell*, 2016, 167, 1719-1733.

99. <https://www.ama-assn.org/sites/ama-assn.org/files/corp/media-browser/public/about-ama/councils/Council%20Reports/council-on-science-public-health/a09-csaph-antiaging-hormones.pdf>.

100. Suh, I., *et al.*, *Proc Natl Acad Sci USA*, 2008 Mar 4; 105(9):3438-3442.

101. Onken, B., *et al.*, *PLOS ONE*, 2010; 5, e8758.

102. Anisimov, V. N., *et al.*, *Aging* (Albany NY), 2011; 3, 148-157.

103. Conboy, I. M., *et al.*, *Nature*, 2005 Feb 17; 433 (7027):760-764.

104. Katsimpardi, L., *et al.*, *Science*, 2014; 344(6184):630-634.

105. Sinha, M., *et al.*, *Science*, 2014; 344(6184):649-652.

106. Egerman, M. A., *et al.*, *Cell Metab*, 2015; 22(1):164-174.

107. Poggioli, T., *et al.*, *Circ Res*, 2015.pii:CIRCRESAHA.115.307521.

108. Castellano, J. M., *et al.*, *Nature*, 2017; 544, 488-492.

109. Iram, T., *et al.*, *Nature*, 2022; 605(7910):509-515.

110. Dureuil, M., *et al.*, *Commun Biol*, 4, 641 (2021).

111. Dong, X., *et al.*, *Nature*, http://dx.doi.org/10.1038/nature19793 (2016).

112. Barbi, E., *et al.*, *Science*, 360, 1459-1461 (2018).

113. Prensky, M., *On the Horizon*, 9(5):1-6, 2001.